DES EAUX

DE

SAINT-SAUVEUR

ET

DE LEUR INFLUENCE CURATIVE

DANS LES DIFFÉRENTES FORMES

DE LA DYSPEPSIE

PAR

LE DOCTEUR HÉDOUIN

MÉDECIN ADJOINT DE SAINT-LAZARE

MEMBRE TITULAIRE DE LA SOCIÉTÉ D'HYDROLOGIE MÉDICALE DE PARIS

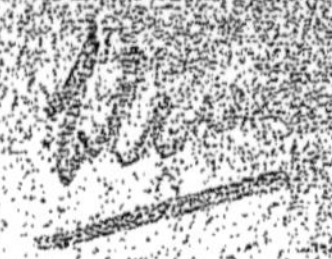

PARIS

LIBRAIRIE DE VICTOR MASSON

PLACE DE L'ÉCOLE-DE-MÉDECINE, 17

1858

DES EAUX

DE

SAINT-SAUVEUR

PARIS. — IMP. SIMON RAÇON ET COMP., RUE D'ERFURTH, 1.

DES EAUX

DE

SAINT-SAUVEUR

ET

DE LEUR INFLUENCE CURATIVE

DANS LES DIFFÉRENTES FORMES

DE LA DYSPEPSIE

PAR

LE DOCTEUR HÉDOUIN

MÉDECIN ADJOINT DE SAINT-LAZARE

MEMBRE TITULAIRE DE LA SOCIÉTÉ D'HYDROLOGIE MÉDICALE DE PARIS

PARIS

LIBRAIRIE DE VICTOR MASSON

PLACE DE L'ÉCOLE-DE-MÉDECINE, 17

1858

A

M. AUGUSTE NÉLATON

PROFESSEUR DE CLINIQUE CHIRURGICALE A LA FACULTÉ DE MÉDECINE
DE PARIS
MEMBRE DE L'ACADÉMIE IMPÉRIALE DE MÉDECINE
OFFICIER DE LA LÉGION D'HONNEUR

TÉMOIGNAGE D'UNE SINCÈRE AMITIÉ.

DES EAUX

DE

SAINT-SAUVEUR

ET DE LEUR INFLUENCE CURATIVE

DANS

LES DIFFÉRENTES FORMES DE LA DYSPEPSIE

CONSIDÉRATIONS GÉNÉRALES

On a beaucoup écrit sur les eaux minérales; il existe sur ce sujet une quantité considérable de notes, de mémoires, de monographies, et même quelques ouvrages qui traitent dans leur ensemble des eaux minérales connues. Mais, si ces publications nous présentent, de la part de savants du premier mérite, un contingent chimique précieux, nous sommes obligé de reconnaître que rien n'est moins avancé que l'histoire des eaux minérales envisagées au point de vue thérapeutique. A cet égard, la plupart des médecins semblent avoir préféré se laisser aller à l'empirisme. S'ils ont recueilli des faits, ceux-ci ont été présentés le plus souvent dégagés de toute appréciation réellement scientifique. Cependant ces faits, soumis à une discussion sérieuse, auraient pu nous fournir des notions d'un grand intérêt, et ultérieurement les éléments d'une doctrine rationnelle qui nous aurait expliqué comment telles eaux soulagent les maladies les plus différentes, et comment les eaux les plus différentes guérissent les mêmes maladies. Sans avoir la prétention de donner à l'égard de la véritable action des eaux minérales une explication qui satisfasse tout le monde, nous pensons que les considérations dans lesquelles nous allons entrer attireront peut-être l'attention des médecins et engageront ceux qui se livrent à la médecine des eaux à observer leurs malades à un point de vue nouveau et à envisager d'une manière nouvelle les maladies, le plus souvent chroniques, que présentent en si grand nombre les malades qui se rendent dans les divers établissements thermaux.

Un fait dominant nous a frappé pendant le sé-

jour que nous avons fait aux eaux de Saint-Sauveur,
et à l'occasion de quelques visites dans d'autres résidences minérales : c'est que les malades auxquels
nous avons donné nos soins, ou ceux avec lesquels
nous avons causé, et qui étaient atteints des maladies les plus différentes, présentaient à peu près
tous une altération des fonctions digestives. Depuis
plus ou moins longtemps, ils avaient vu leur appétit diminuer; beaucoup d'entre eux l'avaient complétement perdu. Quelques observations que nous
relaterons plus loin donneront la preuve de l'exac-
titude de cette vérité et prouveront également l'influence que la perte de l'appétit exerce sur la géné-
ration des maladies les plus diverses.

Ce fait capital de la perte de l'appétit ne s'est
pas révélé à nous à l'état d'isolement; car, en examinant avec soin nos malades et en recherchant
auprès d'eux tous les éléments du diagnostic, nous
avons constaté qu'ils présentaient souvent des signes
d'anémie globulaire, tels que de la plénitude avec
mollesse du pouls, des bruits d'artères, des névropathies nombreuses et variées, tous phénomènes qui
se rattachent à la *dyspepsie*, maladie qu'on connaît
peu généralement, mais qu'on peut étudier largement aux eaux minérales, car elle s'y présente
à l'observation sous ses formes les plus diver-

ses et dans ses manifestations les plus complexes.

Notre intention étant de faire un exposé succinct de la dyspepsie telle qu'on doit la comprendre aujourd'hui, nous terminerons les considérations générales que nous nous sommes proposé de présenter en disant quelques mots de la manière peu rationnelle dont on envisage souvent le traitement par les eaux minérales, et nous appellerons l'attention sur certaines indications qu'il est utile de remplir avant de commencer tout traitement.

Les malades qui se rendent auprès des établissements thermaux envisagent d'une manière différente leur séjour aux eaux. Les uns s'imaginent que, pour rétablir leur santé, il suffit de prendre des bains et de boire de l'eau ; s'ils consultent le médecin, ils le font pour la forme. Le plus souvent, ces malades quittent les eaux sans aucune amélioration, ou, s'ils en ont obtenu, celle-ci est passagère. On peut expliquer de cette manière comment quelques personnes regardent les eaux minérales comme un agent thérapeutique de peu de valeur.

Les autres, qui sont les vrais malades du médecin des eaux, prennent au sérieux la direction du traitement et les conseils qui leur sont donnés. En général, ils ne tardent pas à voir leur état de souffrance s'améliorer, surtout si le médecin a satisfait aux indications qu'il importe de remplir auprès des malades. Ceux-ci présentent généralement de l'anorexie, dont on devra s'efforcer de rechercher les causes, et qu'on trouvera le plus souvent dans de mauvaises habitudes alimentaires.

La constipation, qui est si fréquente chez les dyspeptiques, devra être combattue, et surtout avant que les malades commencent à prendre des bains. Nous nous sommes assuré bien des fois que ceux qui faisaient usage des bains, n'ayant pas le ventre libre, éprouvaient une excitation considérable, leur appétit restait nul, le sommeil était excessivement agité pendant la plus grande partie de la nuit. Aucun de ces symptômes ne se manifestait quand on avait eu le soin d'exonérer le canal intestinal ou de traiter un embarras gastrique.

Nous avons eu fréquemment l'occasion de constater combien il est important pour les malades de remplir diverses indications qu'ils présentent, avant de commencer le traitement thermal. Nous nous sommes souvent assuré que, si on méconnaît ces indications, non-seulement le traitement est sans effet, mais encore certains accidents peuvent en être la conséquence ; alors les malades se découragent et vont chercher dans d'autres résidences thermales une amélioration que souvent ils demandent en vain de tous côtés.

Nous pensons qu'au milieu de cette quantité considérable d'affections diverses qu'on observe aux eaux, il importe au médecin qu'il abandonne ces idées de spontanéité de maladies qui ont eu trop longtemps cours dans la science, et qui sont loin de satisfaire l'esprit; il lui importe également de faire justice de ces suppositions de causes mystérieuses qu'on fait émaner uniquement du système nerveux pour produire une foule de maladies qu'il nous paraît beaucoup plus rationnel et plus conforme aux faits d'envisager au point de vue du rôle si important de la dyspepsie. Telles sont les considérations qu'il nous a paru utile de présenter comme une introduction à l'exposé succinct que nous nous proposons de faire de cette maladie.

Nous allons auparavant consacrer un chapitre à la topographie minérale de Saint-Sauveur.

CHAPITRE PREMIER

Saint-Sauveur est situé dans le département des Hautes-Pyrénées, à 770 mètres au-dessus du niveau de la mer, entre Baréges et Cauterets, dont il est séparé par quelques kilomètres. Au milieu des montagnes, et d'une nature très-pittoresque, il se trouve heureusement placé, près du point où débouche, dans la jolie vallée de Luz, la gorge de Gavarnie, dont le Gave laisse voir dans cet endroit, et sur une largeur imposante, les eaux les plus pures. Il est de plus entouré de routes, de sentiers, de prairies, qui offrent aux malades d'agréables promenades, et ses environs sont chaque année, pour un nombre considérable de voyageurs qui se ren-

dent dans les Pyrénées, le but d'excursions variées
et pleines d'intérêt.

La découverte des eaux de Saint-Sauveur est de
date fort ancienne. Pendant longtemps elles ne furent fréquentées que par les habitants du pays, lorsqu'un professeur en droit de l'université de Pau,
l'abbé de Bezegua, se rendit à Baréges pour se guérir
d'une affection des voies urinaires. Les eaux de Baréges ayant aggravé sa maladie, le malade descendit
à Luz, fit usage des eaux de Saint-Sauveur, et obtint
une guérison qu'il avait en vain espérée à Baréges.

Bientôt le concours des malades devint plus considérable, les cas de guérison plus nombreux, et la
célébrité des eaux de Saint-Sauveur commença.
Plus tard cette résidence thermale devint le rendez-
vous du monde élégant, et fut particulièrement
fréquentée par les femmes délicates et nerveuses.

Saint-Sauveur possède deux sources : celle de
l'établissement et celle de Hontalade.

L'eau de l'établissement est limpide et d'une onc-
tuosité des plus agréables; elle n'est généralement
employée qu'en bains, car en boisson elle est le
plus souvent d'une digestion difficile, et on doit lui
préférer l'eau de Hontalade.

Sa température a été diversement indiquée; de
nombreuses observations nous ont fait constater

qu'elle est de 32° dans les baignoires, et de 33° à la douche.

L'analyse la plus récente de cette eau a été faite en 1855 par M. le professeur Filhol; il a trouvé pour un litre :

		gr.
Sulfure de sodium.	. . . .	0,0218
Chlorure de sodium.	. . . .	0,0695
Sulfate de soude.	. . . .	0,0400
Silicate de soude.	. . . .	0,9704
Silicate de chaux.	. . . .	0,0062
Silicate de magnésie..	. . .	0,0031
Silicate d'alumine.	. . . .	0,0070
Silicate de potasse.	. . . .	traces.
Matière organique.	. . . .	0,0320
Iode. . . . ⎱ des traces.	Acide borique. ⎰	

$$0,2500$$

De plus, elle contient une quantité notable de gaz azote.

La source Hontalade est à 600 mètres environ de Saint-Sauveur, et à 50 mètres au-dessus du point d'émergence de la source de l'établissement, dont elle est une annexe précieuse. Elle est située dans une position peut-être unique dans les Pyrénées, comme présentant à la fois une vue très-étendue et des plus pittoresques.

L'eau de Hontalade est parfaitement limpide; elle a l'odeur hépatique, sa saveur est sulfureuse et agréable en même temps; elle présente un avantage sur l'eau de l'établissement : c'est que les malades qui en font usage la boivent généralement avec plaisir et la digèrent facilement, ce qui est probablement dû à ce qu'elle contient un peu plus de chlorure de sodium, moins de glairine, et qu'elle est d'une température moins élevée. Celle-ci est de 22°.

M. le professeur Filhol a fait, en 1855, l'analyse de l'eau de Hontalade; il a trouvé qu'elle contenait par litre :

	gr.
Sulfure de sodium.	0,0199
Chlorure de sodium. . . .	0,0780
Sulfate de soude.	0,0430
Silicate de soude.	0,0701
Silicate de chaux.	0,0054
Silicate de magnésie. . . .	0,0028
Silicate d'alumine.	0,0060
Matière organique.	0,0310
Iode. . . . \} des traces.	
Borate de soude. \}	
	0,2562

L'eau de Hontalade contient du gaz azote en proportion à peu près égale à celle de l'établissement.

Hontalade présente, au point de vue de son histoire, une particularité qu'il est très-important de faire connaître.

Il y a longtemps déjà, un ancien médecin de Saint-Sauveur eut l'idée, malheureuse pour la prospérité du pays, d'y établir un dépôt d'eau minérale de Bonnes, et il la prescrivit aux malades qui fréquentaient la localité. Ceux-ci s'en trouvèrent bien, et tellement bien, que plus tard ils firent cette réflexion toute naturelle : que si à Saint-Sauveur on leur prescrivait l'eau de Bonnes, il devait être préférable pour eux d'aller en faire usage aux Eaux-Bonnes même.

En effet, Saint-Sauveur fut moins fréquenté, et bientôt les Eaux-Bonnes acquirent une importance qui devint chaque année plus considérable. Dans les premiers temps que l'eau Bonnes fut débitée à Saint-Sauveur, c'était bien de l'eau qu'on allait chercher à Bonnes; mais bientôt on trouva le trajet trop long, le transport trop coûteux, et on alla ultérieurement à Hontalade remplir, pendant la nuit, des bouteilles portant l'étiquette des Eaux-Bonnes. La personne qui s'était chargée de cette opération a avoué maintes fois sa coopération, et cette substitution de l'eau de Hontalade à celle de Bonnes ne fait, dans le pays, et depuis un temps immémorial, l'objet d'aucun doute.

Au reste, depuis longtemps, l'eau de Hontalade est utilisée en boisson pour son compte personnel. D'abord employée seulement par les malades du département, plus tard son usage s'est étendu, et aujourd'hui des faits nombreux témoignent des propriétés remarquables de cette source, qui mérite qu'on lui assigne une place importante parmi les eaux des Pyrénées.

Déjà en 1846, dans un mémoire inséré dans la *Revue médicale*, M. le docteur Fabas fils attira l'attention sur les effets de l'emploi de l'eau de Hontalade dans les affections de l'appareil respiratoire.

A la page 350 du tome II, il exprime son opinion en ces termes :

« Cette eau sulfureuse a avantageusement remplacé pour nos malades l'eau de Bonnes. On peut la boire avec plus de confiance que cette dernière. Elle est moins irritante, et cette qualité est d'un grand prix lorsqu'on veut agir sur des organes aussi susceptibles que ceux de la respiration. »

En 1855, M. le docteur Peyramale a publié, sur les eaux de Saint-Sauveur, une brochure dans laquelle il parle de l'eau de Hontalade, qu'il regarde comme très-précieuse. Il cite à l'appui des observations qui ont de l'intérêt.

M. Henry, dans un rapport qu'il fit en 1855 à l'Académie de médecine, et qui conclut à l'autorisation d'exploiter la source Hontalade, dit que l'eau de cette source a été comparée à celle de Bonnes pour les effets thérapeutiques qu'elle produit, et ce que sa composition chimique peut expliquer aisément. Il ajoute qu'elle présente, comme les eaux de Bonnes et de la Bassère, l'avantage de pouvoir être transportée et conservée sans altération.

Pendant une saison entière que nous avons passée à Saint-Sauveur, nous avons prescrit avec avantage l'eau de Hontalade en boisson et en bains. Ceux-ci nous ont donné les résultats les plus heureux, et même dans quelques cas où des malades n'avaient pas obtenu d'amélioration par l'emploi des bains de l'établissement. Aussi les propriétaires de Hontalade ont-ils apprécié l'avantage qu'ils pourraient retirer de l'exploitation de leur source.

On construit en ce moment un établissement qui offrira aux malades, à la fois, les conditions d'un service médical complet et ce qui manquait à Saint-Sauveur, un salon de réunion où se trouveront de nombreux éléments de distraction.

Il existe, à peu de distance de Saint-Sauveur, comme, du reste, dans le voisinage de beaucoup de résidences thermales, une source d'eau ferrugineuse dite de Saligos ; elle est claire, limpide, et d'une saveur atramentaire assez prononcée. Sa température est de 13 degrés au griffon.

On n'a pas encore fait une analyse complète de cette eau, qui nous a paru notablement impressionnée par les réactifs qui décèlent la présence du fer; on la prescrit, pendant la saison des eaux, dans certains cas et avec avantage. Les habitants du petit village de Saligos la boivent lorsque l'eau du ravin dont ils font usage habituellement n'est pas potable, à cause du mélange de terre et de sable qu'elle charrie pendant les mauvais temps. Dans ce cas, ils ne désirent pas boire l'eau minérale pendant longtemps, car elle augmente leur appétit, que leurs moyens d'existence fort restreints ne permettent pas de satisfaire.

CHAPITRE II

DE LA DYSPEPSIE.

La dyspepsie n'est pas une maladie nouvelle ; si, de nos jours, on ne s'entend pas encore sur l'ensemble des symptômes qu'elle embrasse, nous devons reconnaître que, depuis Hippocrate, Galien, jusqu'à Broussais, les médecins de tous les âges ont étudié les troubles de l'appareil digestif.

Celse attribuait à la débilité de l'estomac un grand nombre d'accidents.

Alexander Benedictus, médecin de la fin du quinzième siècle, regardait aussi l'estomac comme le centre d'où émanent presque toutes les maladies : *Morborum ferè omnium causa est stomachi infirmitas.*

Rivière a longuement écrit *de affectionibus ventriculi, de cibi fastidio*, etc., mais sans parler de leurs fâcheuses conséquences pour l'organisme.

Le mystique Van Helmont avait placé entre l'estomac et la rate son *archée*, qui y régnait en souverain, et de là envoyait des maladies aux diverses parties du corps.

Baglivi avait pressenti toute la portée pathogénique de la dyspepsie quand il a écrit : *Appetentia bona omnia bona, appetentia mala omnia mala.*

Stoll a fait de nombreuses observations sur la dyspepsie, mais ses travaux ne se rattachent guère qu'à la dyspepsie bilieuse.

Cullen a eu le grand mérite de comprendre, sous le nom collectif de dyspepsie, cette grande variété de symptômes qui sont tous des manifestations d'un état morbide de l'estomac, et dont on a eu le tort de faire autant de maladies distinctes : comme l'apepsie, l'anorexie, le pyrosis, la gastralgie, etc.; mais Cullen n'a pas su féconder son idée en ne parlant pas des conséquences de la dyspepsie.

Après Cullen, Pinel rentre dans les idées anciennes, et conserve le nom de dyspepsie aux cas où le malade n'éprouve que de la gêne à l'estomac.

Avec Broussais, les affections de l'estomac reviennent encore à l'unité sous le nom de *phlegmasie* aiguë ou chronique de la muqueuse intestinale ou gastrique. Si, dans la doctrine de Broussais, le siége du mal était réel, la nature de la maladie était fausse, et alors le traitement déplorable. En effet, en tant qu'affection spontanée, rien n'est plus rare que le travail phlegmasique de l'estomac, et le traitement antiphlogistique, appliqué d'une manière presque universelle à tous les malades, a dû faire bien des dyspeptiques.

Une doctrine aussi fausse devait avoir sa réaction : celle-ci fut vive ; Broussais fut obligé de se réfugier dans un diminutif de l'inflammation qu'il appela irritation. C'est pendant cette réaction que naquit la gastralgie, et bientôt on ne parla plus que de cette névrose douloureuse.

Depuis Broussais, les auteurs de différents traités de pathologie ont donné des définitions de la dyspepsie.

Dance (Dictionnaire en trente volumes) dit : « Lorsque l'estomac est le siége de désordres fonctionnels qui ne sont pas liés à une inflammation simple ou chronique, on peut remarquer la digestion lente, difficile, sans qu'on puisse savoir à quoi tient cette lenteur, cette difficulté ; c'est ce que nous appellerons dyspepsie simple, idiopathique ou symptomatique, selon les cas. »

Il admet une dyspepsie simple, une dyspepsie asthénique, une dyspepsie par altération du suc gastrique, enfin la gastralgie.

Dance avait entrevu les lésions fonctionnelles de l'appareil digestif; mais il était loin de comprendre la dyspepsie comme des travaux modernes autorisent à la considérer actuellement.

Pour M. Fouquier, la dyspepsie était caractérisée par un gonflement de l'abdomen qui après tout n'est que la prédominance flatulente de la maladie qu'on doit désigner sous ce nom.

Valleix désigne sous le nom de dyspepsie une digestion laborieuse causée par un trouble nerveux de l'estomac.

Il est évident que cette cause invoquée par Valleix n'est qu'une des circonstances multiples qui produisent la maladie.

M. Jolly, dans le Dictionnaire en quinze volumes, définit la dyspepsie : lenteur, difficulté, état pénible des digestions, mais qu'il est difficile de considérer comme une maladie spéciale.

M. le professeur Grisolle considère la dyspepsie comme une maladie réelle; il la définit : une névrose de l'estomac caractérisée par la lenteur et la difficulté des digestions; plus loin il ajoute : « Lorsque la dyspepsie est intense et continue, elle finit par rendre les individus et plus faibles et moins aptes à leurs occupations; la nutrition se fait aussi incomplétement, et les malades perdent plus ou moins de leur embonpoint, ils sont pâles, jaunâtres et sensibles au froid; c'est alors qu'on constate souvent un bruit de souffle dans les artères, » etc.

Nous copions ces lignes dans la septième édition du *Traité de pathologie interne* de M. Grisolle, et dans laquelle la dyspepsie se trouve exposée d'une manière plus large et plus complète que dans les premières éditions; cependant nous pensons que ce cadre peut être encore agrandi.

Pour M. Beau, la dyspepsie est un dérangement plus ou moins apparent des fonctions digestives, quelle qu'en soit la cause, d'où résulte une altération variable du sang, entraînant à sa suite diverses lésions fonctionnelles ou organiques.

Cette définition est toute physiologique. En effet, la physiologie nous apprenant le rôle des aliments, les modifications qu'ils subissent dans l'appareil digestif, nous devons admettre que les produits utiles de la digestion peuvent être altérés soit dans leur qualité, soit dans leur quantité. Dans l'un ou l'autre cas, l'absorption ne livrera à la circulation que des matériaux incomplets et qui ne pourront maintenir la composition normale du sang. Or le sang, étant altéré, ne se trouve plus dans la condition indispensable à l'exercice régulier des fonctions, et son altération devra entraîner une foule de lésions fonctionnelles et organiques, ce que du reste l'observation nous démontre tous les jours.

Avant que M. Beau enseignât dans ses leçons cliniques la dyspepsie telle que beaucoup de personnes l'envisagent aujourd'hui, M. Chomel avait, en 1846, parlé de cette maladie dans son enseignement à l'Hôtel-Dieu; mais il considérait la dyspepsie seulement dans sa forme la plus apparente. Il ne parla jamais des conséquences de tout genre qu'elle peut produire.

M. Chomel vient de publier récemment un volume sur les dyspepsies. Malgré l'autorité de ce professeur, nous pensons qu'il n'est plus possible aujourd'hui d'envisager la dyspepsie comme il la comprend : aussi nous sommes-nous décidé à ne pas seulement faire connaître l'action curative des eaux de Saint-Sauveur dans la dyspepsie, mais encore à donner un exposé succinct de cette maladie, considérée dans ses symptômes et dans ses causes.

CHAPITRE III

SYMPTOMES DE LA DYSPEPSIE.

Les symptômes de la dyspepsie sont nombreux et variés. Pour mieux faire comprendre leur ordre de succession et les diverses altérations auxquelles ils sont liés, nous les diviserons en quatre ordres.

Dans le premier, nous placerons les symptômes locaux du tube digestif, que nous subdiviserons en symptômes *directs,* et en symptômes *indirects* ou de voisinage.

Dans le second ordre, nous indiquerons ceux qui dépendent de l'altération du sang.

Dans le troisième, nous énumérerons les symptômes nerveux.

Enfin, dans le quatrième ordre, nous rangerons ceux que M. Beau a appelés par analogie symptômes tertiaires de la dyspepsie, lesquels symptômes tertiaires ne sont autre chose que les lésions dites organiques, telles que les tubercules, le cancer, les scrofules, etc.

§ I. Symptômes locaux.

Les symptômes locaux *directs* du tube digestif sont : la diminution, le caprice ou l'absence de l'appétit, la soif, les digestions pénibles, difficiles ou douloureuses, les éructations, les borborygmes, les coliques venteuses, les vomissements qui sont alimentaires ou glaireux et quelquefois composés de matières bilieuses ou de bile pure ; la constipation, qui est très-fréquente et qui est souvent le seul symptôme que le malade accuse ; la diarrhée, qui est presque toujours critique d'une constipation qui existait antérieurement.

Les symptômes *indirects* ou de voisinage ont leur point de départ à l'estomac et s'irradient dans les différents nerfs qui ont des communications médiates ou immédiates avec cet organe. Ce sont :

1° La *névralgie intercostale*, caractérisée par des points douloureux sur le trajet des nerfs intercostaux ; c'est le plus souvent dans le septième espace intercostal qu'elle se montre et du côté gauche. On l'observe dans les affections organiques de l'estomac, de même que dans une simple dyspepsie non organique ; elle peut être considérée comme la douleur réflexe de l'estomac dérangé dans ses fonctions.

2° L'*aura gastro-glottique*, boule hystérique, ou dyspnée dyspeptique, ou névralgie ascendante du pneumo-gastrique, que l'on rencontre plus généralement chez les femmes, sous la forme d'un sentiment de constriction remontant de l'épigastre à la glotte. L'aura gastro glottique est un symptôme dyspeptique important pour caractériser l'hystérie.

5° La *toux*, que nous appelons gastrique ou dyspeptique, ou hystérique ; elle est sèche, sans expectoration, et ne se rattache à aucune espèce de lésion des organes respiratoires.

§ II. Symptômes du deuxième ordre.

Ces symptômes dérivent du changement opéré dans la composition du sang par l'altération des fonctions digestives ; le liquide sanguin, en cédant de ses éléments pour les sécrétions qui s'opèrent tous les jours, s'appauvrit par le fait d'une réparation insuffisante, due au dérangement des fonctions digestives, ses globules diminuent et le sérum augmente. C'est ce qui constitue l'*anémie globulaire*.

C'est à la diminution des globules et à l'augmentation du sérum qu'il faut rapporter la pâleur, la lassitude des malades, l'amaigrissement, la faiblesse musculaire, l'atonie de tous les tissus. Malgré cette altération du liquide sanguin, les principales fonctions de l'existence semblent encore quelque temps s'exécuter avec assez de facilité ; mais bientôt la diminution des globules et l'augmentation du sérum produisent un relâchement général des tissus et notamment celui du cœur et des vaisseaux, qui nécessairement augmentent de capacité ; de là les phénomènes de plénitude qu'on observe dans la chlorose, tels que les palpitations, les bruits de souffle, les battements artériels, etc.

Il y a d'autres altérations du sang consécutives à la dyspepsie qui portent sur d'autres éléments du liquide sanguin, tels que sur la fibrine et sur l'albumine : ce sont les affections scorbutiques et les hydropisies ; nous ne faisons que les indiquer en passant.

§ III. Symptômes nerveux.

Les symptômes nerveux qu'on observe si habituellement dans les dyspepsies se comprennent par l'aphorisme d'Hippocrate : *Sanguis moderator nervorum.* Cet aphorisme, qu'on a uniquement invoqué jusqu'à présent pour montrer la contre-indication des émissions sanguines dans les maladies nerveuses, doit nous prouver que le défaut de proportion des globules du sang, tenant à une cause dyspeptique, doit avoir la même influence dans la production des symptômes nerveux que le même défaut de globules quand il dépend d'une émission sanguine.

Comme tout le monde, nous entendons par symptômes nerveux : la céphalalgie, la somnolence, les vertiges, les éblouissements, l'affaiblissement de la mémoire, l'exaltation de l'imagination, le délire, les névralgies, certaines sensations bizarres que les malades accusent sans leur donner un nom, et qui les font souvent passer pour malades imaginaires. Ainsi cette sensation de sécheresse au pharynx (dysphagie), ces picotements, ces fourmillements dans les membres, etc., qui les préoccupent, les inquiètent et deviennent pour eux toute la maladie. On peut observer la paralysie musculaire se rattachant à la dyspepsie, et quelquefois aussi des convulsions, surtout chez les enfants.

L'*analgésie*, ou paralysie du sentiment de la douleur, est un symptôme des plus fréquents de la dyspepsie, et même de la forme la plus légère de cette maladie.

Tous ces différents symptômes apparaissent à certaines époques de la maladie, et, sans fixité dans leur succession, ils se manifestent sous l'influence de causes diverses; ils se transforment fréquemment les uns dans les autres, et se réunissent souvent pour former des prédominances. Toutefois, en regardant ces divers symptômes comme se rattachant à un même état morbide de l'estomac, nous devons ajouter qu'ils n'apparaissent pas dans toutes les dyspepsies, que quelques-uns d'entre eux appartiennent plutôt à telle forme qu'à telle autre; mais ces particularités ne suffisent pas pour qu'on soit autorisé à en faire des individualités nosographiques distinctes.

§ IV. Symptômes du quatrième ordre.

L'examen des lésions organiques nous démontre qu'elles ne se produisent pas d'une manière immédiate. Elles sont toujours précédées de troubles purement fonctionnels, de dérangements de la santé auxquels on n'accorde en général quelque attention que lorsqu'ils ont duré plus ou moins longtemps.

Ces divers troubles ne sont autre chose que ces phénomènes divers qui se rattachent à la dyspepsie, et qui désarment l'organisme affaibli contre les influences extérieures des constitutions épidémiques, et contre les influences intérieures des constitutions diathésiques.

C'est de cette manière qu'on explique pourquoi les individus affaiblis par une dyspepsie présentent les diverses lésions organiques qui se produisent sous l'influence des constitutions épidémiques et des diathèses.

M. Becquerel dit dans son *Traité d'hygiène :*

« La modification survenue dans les principaux éléments du sang vient-elle à se prolonger, et les causes qui l'ont produite persistent-elles, des maladies plus graves peuvent se développer; tels sont les scrofules, les tubercules et toutes leurs conséquences. »

« Dans les divers cas d'affection cancéreuse, disent MM. Andral et Gavarret (*Essai d'hématologie pathologique*), les globules du sang offrent cette diminution progressive qu'ils éprouvent toutes les fois que l'organisme est sous l'influence d'une cause quelconque d'épuisement; dans la phthisie pulmonaire, les globules sont diminués dès le début, et, si cette altération n'est pas la cause de la tuberculisation, elle est pour nous un signe certain que cette maladie prend naissance au milieu d un notable affaiblissement de la constitution. »

« Les maladies graves chroniques, dit M. Hutchinson (*Medical Times and Gazette*, avril 1855), et les lésions organiques ne débutent jamais d'emblée; elles sont précédées pendant une durée de temps plus ou moins longue, en général de très-loin, de phénomènes souvent peu considérables, de troubles purement fonctionnels, de dérangements quelconques de la santé enfin, auxquels on n'accorde qu'une attention insuffisante, mais dont la signification se révèle alors que la maladie a pris un caractère déterminé et souvent irréparable. »

Cette communauté d'opinions de médecins qui font autorité dans la science prouve en faveur de l'idée par laquelle on rattache d'une manière indirecte diverses lésions organiques à l'appauvrissement du sang; mais il nous est permis de remonter plus haut et de comprendre cet appauvrissement comme un résultat habituel de la dyspepsie.

De toutes les maladies chroniques, l'affection tuberculeuse est peut-être celle qui vient le plus fréquemment s'implanter sur la dyspepsie ; mais ce qui est consolant pour les malades et pour les médecins, c'est que la curabilité de cette maladie a été prouvée par des faits si nombreux, qu'elle n'est plus mise en doute par personne.

M. Beau, en examinant les poumons de 160 femmes dont il a fait l'autopsie à la Salpêtrière, a rencontré chez 157 des cicatrices caractéristiques d'une tuberculisation pulmonaire antécédente.

M. le professeur Natalis Guillot, qui s'est livré aux mêmes recherches sur des vieillards morts à Bicêtre, a trouvé des traces incontestables d'une affection tuberculeuse ancienne dans la proportion des quatre cinquièmes.

Dernièrement, dans une lecture faite à la Société d'hydrologie, par M. le docteur Patissier, à propos du traitement de la phthisie tuberculeuse par les eaux minérales, cet honorable médecin dit, à la page 60 :

« Quelques accidents prodromiques peuvent éveiller l'attention du clinicien : par exemple, la dyspepsie est dans un grand nombre de cas prémonitoire de la phthisie, ainsi que l'ont déjà signalé

M. Hippolyte Bourdon et un médecin anglais,
M. Hutchinson. »

Plus loin, il ajoute :

« L'observation clinique nous a démontré que
les digestions imparfaites, en produisant des sucs
peu réparateurs, sont une cause fréquente de la
diathèse tuberculeuse. »

Enfin, à la page 61 :

« De tous les agents thérapeutiques vantés contre
la diathèse tuberculeuse, les eaux minérales prises
sur les lieux, les voyages, le changement d'air
qu'elles nécessitent, les distractions qu'elles procu-
rent, constituent, à notre avis, la médication la
moins offensive, la plus sûre, celle qui fait espérer
le plus de succès ; en accélérant la digestion, la nutrition, elle fortifie toute l'économie, neutralise la
diathèse et met l'organisme en défense contre la
phthisie imminente. Elle est infiniment préférable
aux sirops pectoraux, aux préparations balsami-
ques, iodurées, même à l'huile de foie de morue et
à tous les élixirs antiscrofuleux, qui souvent dété-
riorent les voies digestives. »

Il est inutile de dire, d'après tout ce qui précède,
que nous partageons complétement l'opinion de
MM. Patissier, Hutchinson et Bourdon ; nous irons
même plus loin, en rappelant que M. Beau a depuis

longtemps généralisé cette influence de la dyspepsie, non-seulement sur le développement du tubercule, mais encore sur la production de beaucoup d'autres lésions organiques.

CHAPITRE IV

Les fonctions de l'estomac peuvent être troublées par une foule de causes directes ou indirectes dont la connaissance est très-importante pour le traitement.

Sous le rapport de ces causes, on doit distinguer la dyspepsie en idiopathique et symptomatique.

§ I. Causes de la dyspepsie idiopathique.

Les causes de la dyspepsie idiopathique sont toutes les infractions aux règles de l'hygiène, *in-gesta, circumfusa, applicata, gesta, percepta, excreta.*

Ingesta. L'alimentation insuffisante, les repas irréguliers, l'habitude des alcooliques, l'ingestion d'aliments ou de boissons de mauvaise qualité.

L'usage fréquent des tisanes, de certains médicaments : tels que le vin de quinquina, l'eau de Seltz, quand leur emploi est prolongé; l'abus des eaux de Vichy transportées.

L'opium et d'autres narcotiques sont des causes fréquentes de dyspepsie; on emploie trop souvent ce médicament dans le traitement de la gastralgie; ils ont la propriété de pallier la douleur, mais ils détruisent les fonctions digestives et augmentent l'anémie globulaire avec toutes ses conséquences.

L'alimentation exclusive de légumes et de fruits.

L'usage habituel du café, du thé, du café au lait, du chocolat, cause très-fréquemment la dyspepsie. Haller rapporte que l'habitude de prendre du thé pour faciliter son travail de nuit, pendant qu'il composait son *Traité de Physiologie*, avait tant affaibli l'action digestive de son estomac, qu'il n'avait pas recouvré l'activité des fonctions de cet organe à quarante ans.

Voltaire fut dyspeptique pendant un an pour avoir abusé de cette boisson.

L'usage du tabac à fumer produit considérablement de dyspepsies, qui ne peuvent guérir, comme celles causées par le thé et le café, qu'à la condition expresse de la suppression de la cause.

Les sucreries provoquent souvent la diminution et même la suppression de l'appétit, surtout chez les enfants.

Circumfusa. La chaleur est une cause remarquable de diminution de l'appétit, *calor concoctionem prohibet*, dit Celse. A l'inverse, il y a des malades qui ne sont dyspeptiques que l'hiver.

La privation de la lumière, les habitations humides, rendent souvent dyspeptiques les prisonniers, les ouvriers des mines. Nous ajouterons que certains états de l'atmosphère, inaccessibles aux investigations chimiques, et qui ne sont appréciables que par leurs effets, déterminent les caractères de ce qu'on a appelé les constitutions médicales. Une des plus fréquentes est certainement la constitution saburrale.

Applicata. A propos de ce groupe, nous ne signalerons que l'abus et la suppression du corset, qui peuvent être chez certaines femmes, la cause d'un dérangement des fonctions de l'estomac.

Gesta. La fatigue, les excès de travail, les veilles, le travail pendant la digestion, même celui de la parole, sont des causes fréquentes de dyspepsie. Les professeurs qui font leur cours après le repas, les avocats qui plaident peu de temps après avoir mangé, sont souvent dyspeptiques. Par opposition, le manque d'exercice pour les gens de bureau est fréquemment chez eux une cause de l'altération des fonctions digestives.

Percepta. Les excès des travaux de l'esprit, les contrariétés vivement senties, les peines de l'âme, les chagrins occasionnés par la perte des biens ou d'une personne aimée, les passions, les grandes émotions morales, sont des causes extrêmement fréquentes de la dyspepsie. Le médecin doit tenir un grand compte de la connaissance de toutes ces causes, car, en présence de leur durée, il est souvent impuissant à guérir.

Excreta. Certaines sécrétions peuvent être exagérées, et être suivies de l'altération des fonctions digestives.

La dyspepsie des nourrices est très-fréquente, surtout lorsque celles-ci n'ont qu'une nourriture insuffisante pour réparer les pertes occasionnées par la sécrétion du lait.

§ II. DYSPEPSIE SYMPTOMATIQUE.

La dyspepsie est souvent symptomatique d'une maladie générale ou d'une maladie viscérale autre

que de l'estomac, et, sous ce rapport, nous devons
une mention spéciale à la dyspepsie qui résulte
d'une métropathie.

Les diverses lésions fonctionnelles ou organiques
de l'utérus, soit chez une jeune fille pubère, soit
chez la femme après l'accouchement, soit chez celle
qui est arrivée à son âge critique, donnent lieu,
par voie de sympathie, à des dyspepsies caractéri-
sées par une proportion variable de symptômes ap-
partenant aux différents ordres que nous avons ex-
posés plus haut. En un mot, les symptômes de la
dyspepsie symptomatique d'une métropathie ne dif-
fèrent pas des symptômes de la dyspepsie idiopathique. Seulement, cela va sans dire, pour l'indication
thérapeutique, il faut s'adresser presque uniquement à l'utérus.

CHAPITRE V

TRAITEMENT DE LA DYSPEPSIE.

L'exposé sommaire que nous venons de faire de la dyspepsie, ainsi que les observations que nous présenterons et qu'il nous eût été facile de multiplier, suffiront pour faire voir combien cette maladie est fréquente, et combien son rôle est important à connaître au double point de vue de la production et de la guérison des maladies en apparence les plus diverses.

Pour ce qui concerne le traitement, nous rappellerons que notre intention n'est pas de le faire d'une manière complète ; nous considérerons seulement l'action des eaux de Saint-Sauveur dans le traitement de cette maladie. En effet, toutes les eaux minérales peuvent guérir la dyspepsie, de même qu'on améliore et qu'on guérit cette maladie par les moyens les plus différents; mais les eaux sulfureuses ont été depuis longtemps regardées comme celles dont l'emploi présente les résultats les plus avantageux.

M. Beau emploie très-souvent, dans le traitement de la dyspepsie, les bains sulfureux artificiels à une température peu élevée.

Nous-même, nous les avons prescrits, toujours avec avantage, depuis dix ans que l'étude particulière de la dyspepsie nous offre tant d'intérêt, et que nous l'observons sur un vaste théâtre, au milieu des femmes prévenues et condamnées qui composent la première section de la maison de Saint-Lazare.

Parmi les eaux sulfureuses, celles des Pyrénées, par exemple, qui sont les plus fréquentées, certaines sources ont une réputation considérable et méritée, et qui est fondée sur des guérisons nombreuses et incontestables. C'est avec raison qu'on envoie aux Eaux-Bonnes et à la Raillière les personnes atteintes de maladies des voies respiratoires.

Mais les malades qui se rendent près de ces

sources, et qui présentent la toux comme symptôme saillant de leur maladie, sont-ils, comme on le pense généralement, à peu près tous atteints d'affections véritables des organes de la respiration? Nous ne le pensons pas, et notre opinion, à cet égard, est basée sur des faits déjà observés depuis plusieurs années.

Un bon nombre de ces malades se croient poitrinaires, ils ne le sont pas; ils toussent, mais la toux qu'ils présentent est celle que nous avons déjà indiquée à propos des symptômes : elle est sèche, sans expectoration, et, lorsqu'on ausculte, on ne trouve aucun signe qui autorise à croire à une affection diathésique ; mais, si on interroge les fonctions digestives, on s'assure que ces malades ont perdu l'appétit, qu'ils ont de la constipation; on constate qu'ils sont analgésiques ; ils présentent souvent du souffle dans les carotides, ils sont faibles et se plaignent de douleurs dans le dos : celles-ci se rattachent à la névralgie intercostale, satellite presque forcé de toute dyspepsie. En général, l'usage de ces eaux produit peu ou pas d'amélioration dans l'état de ces malades, car souvent ils ne les digèrent pas facilement : à Cauterets, par exemple, on est souvent obligé d'envoyer des malades à Mahourat pour y boire un verre d'eau, dans le but de faire disparaître un embarras de l'estomac qu'on attribue à l'usage de l'eau de Raillière, qui a 59 degrés et qui est souvent d'une digestion difficile.

Dans ce cas, l'eau de la source Mahourat, qui a 51 degrés, agit comme eau minérale; mais probablement aussi au même titre qu'une infusion de thé très-chaude guérit une indigestion.

Quoi qu'il en soit de l'explication, l'observation prouve que les estomacs affectés de dyspepsie se trouvent généralement mal de l'usage de boissons chaudes, de même que les affections utérines sont très-souvent exaspérées par les bains d'une température élevée. Aussi croyons-nous pouvoir expliquer d'une manière rationnelle et satisfaisante l'action des eaux de Saint-Sauveur dans le traitement de la dyspepsie et des affections utérines, en disant : qu'elles sont particulièrement utiles dans ces maladies, parce qu'elles sont sulfureuses, alcalines, contenant une quantité notable de matière organique, et parce que surtout leur température est modérée.

Nous rappellerons que depuis longtemps les médecins ont utilisé la température de ces eaux en les conseillant aux malades atteints d'affections nerveuses.

Comme nous l'avons déjà dit, l'eau de la source de l'établissement est presque uniquement employée en bains. Ceux-ci, qui ont fait la réputation de Saint-Sauveur, sont surtout utiles dans les dyspepsies à prédominances nerveuses; ils sont d'une efficacité remarquable dans le traitement des affections utérines.

Cependant on rencontre à Saint-Sauveur des malades chez lesquels l'excitation nerveuse est considérable, et cette excitation est quelquefois tellement augmentée par l'usage des bains de l'établissement, que nous avons été obligé de renoncer à leur emploi. Dans ce cas, nous avons eu recours aux bains pris à Hontalade, et nous en avons obtenu rapidement de très-bons effets.

Nous avons prescrit l'eau de Hontalade en boisson, et nous avons le plus souvent constaté que les malades la boivent volontiers et bientôt avec plaisir, car ils s'aperçoivent qu'ils mangent mieux, que leurs forces augmentent, que leur teint revient et que leur état s'améliore.

Employée en bains, l'eau de Hontalade présente les avantages des eaux sulfureuses et emprunte à ceux de l'hydrothérapie, qui jouit d'une efficacité si puissante pour réveiller les fonctions réparatrices du sang. On admet que l'hydrothérapie agit par l'excitation qu'elle manifeste à la peau, et qui retentit sur les organes digestifs, les deux téguments interne et externe étant liés par une étroite sympathie; ce qui est plus certain, c'est que cette médication relève l'appétit, rétablit les fonctions de l'estomac, qui, aidé du concours d'une bonne alimentation, vient produire les éléments qui constituent les globules sanguins, et rendre la santé. Mais, pour obtenir du traitement par les eaux minérales tout ce qu'on est en droit d'en attendre, il importe au médecin d'interroger souvent les fonctions digestives, de rechercher avec soin les causes nombreuses qui produisent leurs altérations, de fouiller fréquemment dans les habitudes alimentaires des malades, de les prémunir surtout contre ces habitudes de se gorger de tisanes de toute espèce, d'où résulte en quelque sorte une véritable macération de l'estomac; il devra tenir un grand compte des causes qui agissent sur le système nerveux, et se rappeler que l'organe de la digestion reçoit chez une foule d'individus le contre-coup des grandes impressions morales. C'est en observant les malades, au point de vue du rôle si important de la dyspepsie, que l'on verra certaines maladies, en apparence incurables, céder à un traitement rationnellement institué; c'est de cette manière que le médecin parviendra à contenir certaines diathèses dans leurs limites, et à empêcher ou au moins retarder leurs manifestations habituellement graves.

OBSERVATIONS

PREMIÈRE OBSERVATION

Dyspepsie, forme anorexie, dépendant surtout d'une métropathie.

Madame X... est âgée de 38 ans, elle a eu trois enfants qui vivent ; pas de fausse couche.

Le début de la maladie remonte au commencement de l'année 1856. Madame X... était à Londres depuis quelque temps, quand, dans les premiers jours du mois de janvier, se trouvant à table, elle fut subitement prise de douleurs dans le ventre, qui, d'abord supportables, prirent rapidement un caractère d'acuité excessive; elles avaient, dit la malade, de l'analogie avec les douleurs pour accoucher.

M. Bennet, de Londres, qui fut appelé, pratiqua une saignée. Plus tard, la persistance des douleurs autorisa un examen au spéculum, qui fut suivi de nombreuses cautérisations. Aucune amélioration n'étant survenue, madame X... se rendit dans l'île de Wight, au mois d'août 1856, et y séjourna quatre semaines. Quelques bains de mer exaspérèrent tellement les douleurs, qu'il fallut y renoncer; madame X... s'aperçut seulement qu'elle mangeait avec un peu plus de plaisir; jusque-là, l'anorexie avait été complète, et depuis très-longtemps. L'état général étant un peu amélioré, madame X... revint à Londres au mois de septembre.

Vers la fin d'octobre, se trouvant plus souffrante, la malade se disposa à revenir en France, et elle alla consulter M. Nélaton le 20 novembre.

M. Nélaton constata un engorgement avec ulcération du col de la matrice.

Madame X... arrive à Saint-Sauveur le 15 juin : tempérament nerveux, état général mauvais, amaigrissement considérable, face pâle, pouls plein et mou, analgésie. Madame X... n'a pas d'appétit; elle mange, mais sans faim, et c'est au point qu'elle

reste quelquefois huit jours sans prendre aucune
espèce de nourriture, un peu d'eau seulement.
Quand elle peut manger, son alimentation est celle
d'une personne qui se nourrit bien, mais elle prend
une foule de boissons, qui jouent probablement un
grand rôle dans la production de tout ce qu'elle
éprouve. Ainsi elle termine son déjeuner par une
tasse de café au lait; après le dîner, elle prend souvent du café à l'eau, et chaque soir elle fait usage
de thé.

Examen au spéculum. — Le col de l'utérus est
complétement guéri d'une ulcération traitée par
M. Nélaton par une seule cautérisation et des injections avec sulfate de cuivre. Il y a eu plusieurs abcès
du col; aujourd'hui on ne trouve qu'une rougeur
légère, un peu d'écoulement vaginal lactescent; le
toucher n'est pas douloureux; cependant, quand
on imprime une légère pression dans un point du
cul-de-sac vaginal, on provoque un peu de douleur;
il semble à la malade qu'elle a, dans ce point,
comme une épine. Nous ne constatons aucune ré-
nitence.

Les règles viennent régulièrement chaque mois,
elles sont peu abondantes, elles durent quatre
jours, après lesquels seulement madame X...
éprouve, dans le bas-ventre, des douleurs qui per-

sistent quelquefois pendant une semaine; elles cessent ensuite pour ne se renouveler qu'après l'époque menstruelle suivante.

Madame X... est très-préoccupée de sa maladie de matrice, dont elle appréhende le retour; elle exprime ses craintes d'une façon qui indique presque de la frayeur. Il lui tarde de faire un voyage qu'elle a projeté; elle ne veut partir que bien tranquille à l'endroit de la possibilité d'une rechute. Depuis un an elle n'a vécu que d'alternatives de mieux-être et de rechutes.

TRAITEMENT. — 16 *juin*. — Madame X... prendra aujourd'hui et demain un bain à l'établissement; elle fera quelques injections pendant la durée du bain. Elle s'abstiendra dorénavant de café au lait, de café, de thé, de chocolat, de tout aliment sucré, de fruits. — Un verre de Hontalade le matin et dans l'après-midi.

Madame X... fera matin et soir une promenade qui ne devra jamais être assez longue pour occasionner de la fatigue.

18 *juin*. — Madame X... s'est bien trouvée de son bain, quoiqu'il lui ait paru chaud. Elle a déjeuné avec appétit.

20 *juin*.—Madame X... mange avec plus de plaisir, et même avec plus d'appétit.

Continuation des bains et des promenades. Le matin et dans l'après-midi, un verre d'eau de Hontalade. Comme il y a de la constipation, un lavement le matin pendant deux jours, avec 60 grammes de miel de mercuriale.

22 *juin.* — Madame X... paraît plus positivement contente de sa santé ; elle continue à manger avec assez d'appétit.

La constipation n'ayant pas cédé, lavement chaque matin avec 125 grammes de miel de mercuriale.

L'eau de Hontalade occasionnant un peu de pesanteur à l'estomac, madame X... n'en boira qu'un demi-verre le matin et dans l'après-midi.

Continuation des bains.

24 *juin.* — Plus de pesanteur d'estomac, continuation des bains et d'un demi-verre d'eau matin et après-midi.

26 *juin.* — Les règles ont paru cette nuit ; suspension des bains et de l'eau de Hontalade ; pas de douleurs ; l'appétit est influencé par la fonction utérine, il est notablement diminué.

29 *juin.* — Les règles se passent comme d'habitude, sans douleur.

1ᵉʳ *juillet.* — Madame X... se trouve bien, ses règles sont passées ; elle ne ressent aucune douleur ; elle reprendra ses bains demain matin, ainsi que l'eau de Hontalade.

15 juillet. — Madame X… va bien, son appétit est bon ; elle n'a ressenti, au commencement du mois, que quelques douleurs légères, de courte durée, et qui nous paraissent avoir été la conséquence d'un peu de constipation.

20 juillet. — Interruption des bains à cause de l'arrivée des règles, quelques douleurs insignifiantes et de très-courte durée.

25 juillet. — Madame X… reprend ses bains ; elle n'éprouve pas de douleurs.

30 juillet. — Pas de douleurs ; madame X… est bien ; elle présente un faciès qui indique la santé et la satisfaction.

3 août. — Madame X… est toujours satisfaite de sa santé ; elle convient qu'elle est très-bien et qu'elle n'a plus eu de douleurs dans le bas-ventre. Elle quitte Saint-Sauveur après-demain, après avoir pris 58 bains à l'établissement, et avoir bu, pendant son séjour à Saint-Sauveur, deux fois par jour un demi-verre d'eau de Hontalade.

14 octobre 1857. — M. Nélaton nous dit qu'il a revu madame X…, et qu'elle est très-bien portante.

Réflexions. Chez la malade qui est le sujet de cette première observation, la dyspepsie a été probablement causée par une métropathie ulcéreuse, à laquelle sont venues s'ajouter de mauvaises habitudes d'alimentation. Cette dyspepsie a guéri par l'emploi des bains de l'établissement conjointement avec l'usage de l'eau de Hontalade en boisson.

DEUXIÈME OBSERVATION.

Dyspepsie, prédominance gastralgique, névropathies générales, symptomatiques d'une affection de l'utérus.

Madame X..., 59 ans, est arrivée à Saint-Sauveur le 9 juillet ; elle nous consulte le 10.

Elle se plaint d'être malade depuis longtemps.

Depuis six ans, elle a des pertes blanches, de la fatigue, des douleurs dans les reins.

En même temps, son appétit était irrégulier ; elle mangeait, mais le plus souvent sans avoir faim.

Elle se nourrissait le plus souvent de lait ; elle mangeait de la viande, mais en très-petite quantité. Elle aimait beaucoup les fruits et les sucreries.

Depuis au moins dix ans, madame X... prend chaque soir, avant de se coucher, un verre d'eau très-sucrée.

Au mois d'*octobre* 1855, malgré son peu d'appétit, madame X... avait encore un peu d'embonpoint. Au retour d'un voyage à Paris, elle commença à maigrir. Bientôt elle ressentit des douleurs générales dans différents points du corps. Depuis très-longtemps elle a une constipation opiniâtre.

Vers le 15 *juin* 1856, à la suite d'un vomissement, les digestions de madame X... se firent très-laborieusement et elles furent toujours accompagnées de douleurs à l'épigastre.

A cette époque, le sommeil était mauvais, agité; fréquemment des nuits blanches.

Plus tard, en même temps que l'appétit diminuait davantage, les sensations nerveuses éprouvées par la malade étaient plus fréquentes. Puis madame X... se plaignit d'un sentiment de pesanteur dans le bas-ventre et d'une sensation de chaleur extrême dans le vagin. Les rapports sexuels devinrent très-douloureux; de plus, elle avait des hémorroïdes, pour lesquelles son médecin habituel lui prescrivit quelques purgatifs.

Au mois de *septembre* 1856, madame X... consulta le docteur Clauzure pour sa maladie utérine. Depuis cette époque, dix cautérisations furent pratiquées.

Examen au spéculum le 10 *juillet* 1857. Le col

de l'utérus et le vagin sont très-rouges, l'application du spéculum un peu douloureuse. Le col est en bec de flûte; il présente un peu d'antéversion.

Madame X... n'a jamais eu d'enfant; elle est bien réglée.

L'ulcération est guérie; mais il existe un écoulement utérin muco-purulent assez abondant.

Madame X... n'a pas du tout d'appétit; elle dit avoir beaucoup maigri. Son alimentation se compose d'une tasse de chocolat (prise le matin peu de temps après le réveil), de légumes, de sucreries, de fruits; elle mange très-peu de viande; tous les soirs elle prend son verre d'eau sucrée.

Faciès coloré, tempérament nerveux, pouls sans résistance, analgésie profonde, palpitations, faiblesse extrême. Madame X... ne peut faire que de petites promenades et d'une très-courte durée.

Du 10 *au* 17 *juillet*, sept bains furent pris à l'établissement, et la malade but chaque jour un demiverre d'eau à Hontalade, le matin et dans l'aprèsmidi.

Avant le premier bain, elle prit 30 grammes d'huile de ricin.

Nous conseillons à madame X... de ne pas prendre de chocolat le matin, de faire ce premier repas avec un potage ou un morceau de pain, et de s'abstenir de fruits et de boissons ou d'aliments sucrés.

17 *juillet*. Aucune amélioration, toujours pas d'appétit, digestions difficiles, peut-être un peu moins de faiblesse.

Du 21 au 28 juillet, tous les jours un bain à Hontalade, continuation de l'eau en boisson.

28 *juillet*. Aucune amélioration.

Mais nous devons dire que madame X... avait tous les jours, dans son bain, une boule d'eau chaude qui, d'abord mise aux pieds, était ensuite et le plus souvent placée sur la région épigastrique pendant la durée du bain.

29 *juillet*. Lavement purgatif.

Du 30 juillet au 6 août, continuation des bains à Hontalade, avec recommandation expresse de ne plus se servir de boule d'eau chaude.

Les premiers de ces huit bains furent suivis d'une amélioration réelle; les forces augmentèrent, les digestions se firent infiniment mieux.

6 *août*. Madame X... est dans l'obligation de quitter aujourd'hui Saint-Sauveur. Sans avoir un appétit très-développé, elle se met beaucoup plus volontiers à table, et ne se plaint plus comme antérieurement de la durée pénible de ses digestions.

Son sommeil est bon, beaucoup plus prolongé, et elle convient d'une grande amélioration à l'endroit

de toutes les sensations nerveuses qu'elle éprouvait.
Les garde-robes sont toujours un peu difficiles.

L'intensité des chaleurs éprouvées dans le vagin
a bien diminué ; les pertes blanches sont moins
abondantes.

Il y a encore de l'analgésie, mais beaucoup
moins.

L'examen au spéculum fait constater une forte
diminution de la rougeur vaginale ; l'écoulement
utérin est presque nul.

Le pouls offre plus de résistance.

RÉFLEXIONS.—Cette observation, qui n'indique pas
un résultat thérapeutique bien remarquable, fera
voir cependant qu'une amélioration plus considérable eût été probablement obtenue, si les bains de
Hontalade eussent été pris dès le commencement et
comme ils devaient l'être, et si la malade avait pu
prolonger davantage son séjour à Saint-Sauveur.

TROISIÈME OBSERVATION.

Dyspepsie, prédominance palpitations, affection utérine.

Madame P..., 25 ans, réglée à 15 ans, habituellement bien réglée, à jour fixe. Mariée à l'âge de

19 ans, elle devint enceinte 6 mois après; elle avait alors assez d'embonpoint, se portait bien, était alerte et mangeait très-bien; sa grossesse fut très-belle, l'accouchement eut lieu dans la nuit du 15 au 16 novembre 1852; il fut excessivement laborieux, sa durée fut de 22 heures. L'enfant, qui vint par les fesses, était chétive, elle est actuellement admirablement belle.

Le cordon était très-petit, le placenta énorme, au point que l'accoucheur avait cru à un second fœtus. Madame P... se leva le douzième jour, très-faible et n'ayant pas d'appétit. Quelques jours après, elle eut du malaise, des frissons et de la fièvre avec délire. Elle éprouva des douleurs dans l'aine et la cuisse gauches, et jusque dans le mollet du même côté. La maladie dura un mois et demi; ce n'est que le quarantième jour qu'une amélioration réelle survint; il ne resta qu'un peu de douleur dans l'aine gauche, qui disparut complétement pendant un séjour de cinq semaines que madame P... fit aux bains de mer de Fouras, près de Rochefort.

Au mois de *novembre* 1855, madame P... partit pour la Guadeloupe, où elle resta 20 mois, pendant lesquels elle se porta très-bien; elle avait bon appétit, et elle faisait beaucoup d'exercice sans éprouver de fatigue.

Au mois de mai 1854, elle devint enceinte; au
bout de trois mois, étant à bord pour retourner en
France, elle fit une fausse couche; une hémorragie
des plus abondantes eut lieu après l'accouchement,
qui fut accompagné de vives douleurs; celles-ci
ne cessèrent, ainsi que l'hémorragie, qu'après
24 heures, c'est-à-dire après l'expulsion du placenta.

Six semaines plus tard, nouvelle hémorragie
qui fut combattue par le seigle ergoté.

Depuis cette époque, madame P... n'a jamais été
bien portante; elle éprouva souvent des douleurs
dans le bas-ventre et dans les aines, et, à la fin de
mai 1857, elle alla consulter M. le docteur Clauzure. L'examen au spéculum a fait constater une
ulcération avec engorgement du col. Madame P...
n'avait pas d'appétit; elle avait une constipation
opiniâtre, une faiblesse extrême et une très-grande
surexcitation nerveuse. 6 ou 7 cautérisations, des
injections de morelle et de pavots, des bains de
siége fréquents, quelques suppositoires, constituè-
rent le traitement employé par M. le docteur Clauzure. L'appétit revint, mais il fut toujours peu développé; la constipation persista.

La malade avait des palpitations et une somnolence continuelle.

Madame P... est arrivée à Saint-Sauveur le 27 juillet 1857 ; elle est brune, très-amaigrie, son faciès est d'un gris jaunâtre ; elle est d'une faiblesse extrême, elle a de fréquentes palpitations.

Analgésie profonde, mollesse du pouls, bruit de souffle dans les carotides.

L'appétit est nul, madame P... éprouve une tendance irrésistible au sommeil après le déjeuner ; elle dort cependant toute la nuit et se lève très-tard, son sommeil est extrêmement lourd.

Elle a une constipation des plus opiniâtres ; elle ne va à la garde-robe que tous les 3 ou 4 jours.

Traitement. — Le 27 juillet, madame P... prend 1 gramme d'ipécacuana qui provoque des vomissements de matières bilieuses.

Le 28 juillet, 30 grammes d'huile de ricin.

Les 29 et 30 juillet, bain à Hontalade, et un demi-verre d'eau en boisson le matin et dans l'après-midi.

Après le bain, promenade pendant laquelle madame P... s'aperçoit qu'elle a moins de palpitations que les jours précédents. Pendant les huit premiers jours du mois d'août, continuation des bains de Hontalade et de l'eau prise en boisson.

Le 9 août, les règles ont paru ; interruption des bains, continuation de l'eau de Hontalade en boisson.

Le 12 *août*, les règles sont passées ; elles n'ont pas été douloureuses. Madame P... reprend ses bains aujourd'hui ; elle y fera quelques injections.

Madame P... se trouve mieux : son faciès annonce de l'amélioration, sa couleur jaunâtre est remplacée par une teinte rosée qui annonce que la malade a refait quelques globules.

Toujours de la constipation.

Le 20 *août*, madame P... quitte Saint-Sauveur demain, après avoir pris 25 bains, car ces jours derniers elle a pris deux bains par jour.

L'amélioration a encore augmenté depuis le 12 août, l'appétit est plus développé, les forces bien relevées, car madame P,.. a pu faire quelques promenades à cheval, et deux excursions sans être fatiguée.

Le 15 *octobre* 1857, nous avons appris que madame P... continuait à se très-bien porter.

RÉFLEXIONS. — Cette observation prouve, comme les deux précédentes, que la dyspepsie a résulté d'une maladie de matrice ; mais la maladie, au lieu d'avoir comme prédominance des symptômes primitifs, présente des symptômes du deuxième ordre, tels que les palpitations chlorotiques. L'administration des bains de Hontalade a été précédée d'un vomitif qui avait pour but de dissiper un embarras gastrique.

QUATRIÈME OBSERVATION.

Dyspepsie, prédominance chlorotique, dysménorrhée.

Madame X..., âgée de 23 ans, a été réglée à 14 ans, mariée à 18 ans ; elle n'a jamais eu la moindre apparence de grossesse,

Les règles viennent toujours à époque fixe ; elles ont toujours été douloureuses ; depuis le mariage, elles le sont davantage ; toujours abondantes, elles le sont moins depuis quelques mois.

Le jour qui précède l'apparition des règles, les douleurs sont très-vives ; elles diminuent lorsque quelques caillots ont été rendus et que l'écoulement sanguin s'est établi.

Madame X... a suivi pendant trois ans un traitement anti-chlorotique : pilules de Vallet, citrate de fer, fer réduit, bains de mer tous les ans.

La chloro-anémie a été modifiée. Les bains de mer produisaient du soulagement dans les douleurs utérines et lombaires que la malade ressentait ; mais l'amélioration était passagère.

Il y a trois ans, M. le docteur Dupuy, de Bordeaux,

examina madame X... au speculum : il trouva l'utérus très-bas, le col presque au niveau de la vulve, sans flexion ni version du corps.

Le col était allongé, un peu conique, petit, entouré d'un liséré rouge très-prononcé ; du mucus épais filant comme du blanc d'œuf sortait du col ; le corps n'était pas trop volumineux.

Sept ou huit cautérisations et des injections produisirent une amélioration sensible, les pertes blanches diminuèrent et les règles devinrent moins douloureuses.

Madame X... arrive à Saint-Sauveur le 20 juillet 1857 : face pâle, muqueuse labiale décolorée, faiblesse considérable, oppression après la marche.

Anorexie, constipation depuis longtemps, pouls sans résistance, rien du côté du cœur, souffle léger dans les carotides, analgésie.

Madame X... dit n'avoir jamais eu beaucoup d'appétit, quelquefois elle éprouve un peu de douleur à l'estomac pendant qu'elle a ses règles ; son alimentation se compose de viande, de légumes et de fruits ; le matin, peu de temps après qu'elle est réveillée, elle prend, sans avoir faim, une tasse de chocolat, et, après son déjeuner, une tasse de café au lait : c'est une habitude de famille.

TRAITEMENT. — Le 20 juillet, madame X... prendra

un purgatif, elle s'abstiendra de chocolat et de café au lait, elle ne mangera pas de fruits, elle déjeunera et dînera avec de la viande.

Les 21, 22 et 23 juillet elle prendra un bain à l'établissement.

23 juillet. — La fatigue éprouvée antérieurement a beaucoup augmenté ; après le troisième bain elle est excessive, au point que toute promenade a été impossible ; de plus, insomnie à peu près complète : le sommeil était bon auparavant.

Le 24 juillet et jours suivants. — Un bain à Hontalade et un verre d'eau en boisson le matin et dans l'après-midi.

Le 31 juillet. — Après quelques bains, l'appétit a promptement reparu, de même que le sommeil ; les forces ont augmenté.

Madame X... a déjà fait quelques promenades, qu'elle n'aurait pas pu faire à son arrivée à Saint-Sauveur ; les pertes blanches ont disparu.

La constipation a cédé ; actuellement les garde-robes ont lieu naturellement, presque tous les jours.

Le 8 août. — Les règles ont paru hier dans la soirée.

Interruption des bains, continuation de l'eau en boisson.

Le 9 août. — Les douleurs que madame X... a éprouvées hier toute la journée ont été très-supportables, comparées à ce qu'elles étaient antérieurement.

20 août. — Les règles passées, madame X... a repris ses bains à Hontalade, pendant la durée desquels elle a fait quelques injections. Elle quitte demain Saint-Sauveur, ayant pris vingt-cinq bains et se trouvant très-bien portante.

Le 15 février 1858, nous apprenons que madame X... est enceinte de six mois.

Réflexions. — La dyspepsie qui fait le sujet de cette observation nous paraît, à l'inverse des précédentes, avoir été la cause de la métropathie. Il est inutile de faire remarquer que le traitement a été très-efficace, puisqu'il a été suivi d'une grossesse qui est survenue pour la première fois après le séjour que la malade a fait aux eaux de Saint-Sauveur.

CINQUIÈME OBSERVATION.

Dyspepsie, prédominances gastralgique et hystérique, affection utérine.

Madame D..., 30 ans, mariée à 20 ans; elle fit, après un an de mariage, une fausse couche à trois mois; elle eut un premier enfant à 22 ans, un second dix-huit mois après, et un troisième à l'âge de 28 ans.

Le premier accouchement fut laborieux, les deux autres faciles.

Madame D... se plaint d'être malade depuis long-temps; elle convient qu'elle a toujours eu très-peu d'appétit, et que depuis son enfance elle a toujours mangé beaucoup de sucreries. A l'époque de son mariage, sa nourriture se composait presque de laitage, de pâtisseries diverses et de chocolat; elle mangeait extrêmement peu de viande; on avait beaucoup de peine à lui faire prendre un peu de potage; de plus, la malade prenait tous les jours, après son dîner, une tasse de café à l'eau, et plusieurs fois par jour du thé.

Elle a renoncé depuis quelques mois à l'usage de ces deux boissons, leur attribuant ses maux d'estomac; mais elle a remplacé le thé qu'elle prenait le soir par une tasse de tilleul ou de feuilles d'oranger sucrée, qu'elle prend tous les soirs en se couchant; plusieurs fois dans la journée elle mange un morceau de sucre.

Depuis bien des années, madame D... a des maux d'estomac; les douleurs qu'elle éprouve sont ordinairement plus intenses vers dix heures du soir;

elles se calment vers minuit, quand une selle diar-
rhéique s'est produite.

Quand la malade prenait du laitage, les douleurs
se manifestaient presque immédiatement; elles
étaient bientôt suivies de deux ou trois selles liqui-
des; si, au contraire, madame D... mangeait de la
viande, les douleurs ne survenaient que dans la
soirée, et la diarrhée manquait quelquefois.

Après sa dernière couche, madame D... dit avoir
eu une inflammation d'entrailles, qui a été traitée
par deux applications de sangsues, cataplasmes et
lavements laudanisés, etc.

Ses maux d'estomac persistant, elle fut envoyée
à Saint-Sauveur au mois de juillet 1855. Elle ne
trouva pas que son séjour, qui fut d'un mois, eût
apporté de l'amélioration dans son état de santé.
Quelque temps après, elle s'aperçut qu'elle souffrait
un peu moins de ses douleurs d'estomac; elle re-
marqua même qu'elle mangeait avec un peu plus de
plaisir. Cette légère amélioration dura un an, puis
les douleurs devinrent plus intenses, et s'ajoutèrent
d'une douleur [très-vive dans la région iliaque
droite, et de pertes blanches.

L'examen au spéculum fit constater une maladie
du col de l'utérus, qui fut traitée par trois cautérisations et des injections d'eau blanche légère.

De plus, madame D... prit du fer, du vin de quinquina, des préparations de bismuth et de la valé-
riane ; enfin elle arrosait souvent d'éther ou d'eau
de mélisse les morceaux de sucre qu'elle mangeait
dans la journée.

Ce traitement produisit une amélioration locale,
une diminution des pertes blanches ; mais les douleurs d'estomac persistèrent : elles sont actuellement au moins aussi fortes, et elles ont lieu presque
tous les jours ; la malade est dans l'obligation de se
déshabiller après avoir mangé. Depuis longtemps
elle ne peut porter un corset ; il est très-rare
qu'elle puisse supporter un corsage de robe après
un repas.

Depuis quelque temps la malade est devenue
très-nerveuse ; elle dit avoir éprouvé des espèces de
convulsions pendant la durée desquelles la parole
aurait été quelquefois impossible. Elle paraît très-
irritable ; elle convient qu'un rien l'agace, que la
chose la plus insignifiante la fait pleurer ; elle souffre toujours dans la région iliaque droite.

Arrivée à Saint-Sauveur le 1ᵉʳ août 1857, madame D... est dans un état de maigreur notable ;
elle n'a point le moindre appétit, elle se plaint
d'oppression, d'une sensation de barre sur l'estomac et d'une douleur entre les deux épaules ; elle

éprouve également une sensation de froid à l'extérieur et de chaleur à l'intérieur (un feu), surtout après avoir mangé. La bouche est amère.

Analgésie, pouls sans résistance, souffle dans les carotides.

Diarrhée, quatre selles par vingt-quatre heures.

L'examen au spéculum ne fait constater qu'un peu de rougeur du col de l'utérus, suite des cautérisations faites antérieurement, et un peu d'écoulement muco-purulent.

La malade se plaint d'être extrêmement fatiguée. Depuis trois mois elle n'a pas de sommeil ; si quelquefois elle a un peu de repos, elle le doit à quelques doses d'opium.

TRAITEMENT. — 1er *août.* — Ipécacuana, 1 gramme.

Le 2 août et jours suivants. — Un bain à l'établissement.

Un demi-verre d'eau à Hontalade.

Le 6 août. — Madame D... se trouve mieux, elle est moins fatiguée, moins oppressée. Depuis deux jours, elle n'a eu qu'une garde-robe hier, et une aujourd'hui.

Continuation des bains à l'établissement, un verre d'eau à Hontalade le matin et dans l'après-midi.

Le 10 *août.* — Amélioration plus marquée. Madame D... a plus d'appétit et plus de forces ; elle a fait hier une promenade qui n'aurait pas été possible à son arrivée ici. Depuis quelques jours, selles naturelles, une seule en diarrhée.

La sensation de gonflement à l'estomac a diminué ; madame D... n'est plus obligée de se déshabiller après avoir mangé. Le sommeil est revenu ; hier soir la malade s'est endormie à neuf heures et ne s'est réveillée que ce matin à quatre heures.

Bains à Hontalade, que la malade désire beaucoup ; continuation de l'eau en boisson.

Le 14 *août.* — Madame D... est très-heureuse de prendre des bains à Hontalade ; elle dit avoir beaucoup plus de forces depuis quelques jours ; elle a fait hier huit kilomètres sans être fatiguée, elle a beaucoup d'appétit et mange bien davantage ; le sommeil est excellent, elle fait sa nuit sans se réveiller. Il n'y a presque plus de gonflement à l'estomac.

17 *août.* — Les règles ont paru, elles ne sont pas douloureuses. Interruption des bains de Hontalade, continuation de l'eau en boisson.

21 *août.* — Madame D... est allée hier à Cauterets ; la journée a été fatigante. Aujourd'hui diges-

tions pénibles ; la nuit a été un peu agitée, peu de sommeil.

22 *août.* — Madame D... est bien aujourd'hui ; elle a repris hier ses bains à Hontalade.

Madame D... a continué à bien aller ; son appétit était excellent et ses forces ont encore beaucoup augmenté ; elle a fait de nombreuses promenades sans fatigue, et son sommeil ne laissait rien à désirer.

C'est dans ces bonnes conditions qu'elle est partie de Saint-Sauveur à la fin d'août.

Réflexions. — Cette observation fait voir que la dyspepsie de madame D... était depuis longtemps causée et entretenue par le plus mauvais régime, ce qui explique très-bien pourquoi un premier séjour à Saint-Sauveur, en 1855, ne fut pas suivi d'une amélioration réelle.

SIXIÈME OBSERVATION.

Dyspepsie causée par des fatigues, symptômes multiples, métropathie intercurrente.

Madame X... a commencé à voir ses règles à l'âge de 13 ans et demi ; ce n'est qu'à 15 ans qu'elles sont venues régulièrement, jusque-là menstruation difficile.

A cette époque, et jusqu'à son mariage, elle était bien portante, elle avait bon appétit.

Mariée à 19 ans, très-peu de temps après elle éprouva des fatigues de toutes sortes, et, quelques semaines après, elle vit son appétit diminuer. Bientôt elle maigrit, en même temps elle eut de la constipation, qui, depuis, a toujours augmenté.

Un an après le mariage, grossesse suivie d'une fausse couche à 2 mois et demi. Pendant le mois qui a suivi l'avortement, plusieurs hémorragies utérines suivies d'une dernière hémorragie plus considérable que les autres.

Après ces accidents, la santé de madame X... ne se rétablit pas; la malade n'avait aucun appétit; son alimentation se composait comme actuellement :

1° D'une tasse de café au lait qu'elle prenait à sept heures du matin, et, le plus souvent, on était obligé de la réveiller pour la lui faire prendre;

2° D'une tasse de chocolat à 11 heures ;

3° Au dîner, d'une quantité insignifiante de viande, de crudités, de salade en quantité considérable, de sucreries dans la même proportion. A ses différents repas, madame X... ne mangeait pour ainsi dire pas de pain. Le soir elle prenait du thé.

L'amaigrissement a toujours été croissant. Un an après la fausse couche, nouvelle grossesse qui a été fort belle. Madame X... mangeait avec plus d'appétit, mais la constipation était toujours aussi opiniâtre, elle provoquait même des douleurs dans le ventre.

L'accouchement dura 36 heures; il fut naturel, mais très-douloureux.

Madame X... accoucha d'un garçon très-fort et qui est mort de convulsions à sept mois.

Pendant la lactation, madame X... avait beaucoup de lait, mais pas d'appétit; elle vit deux fois ses règles pendant un jour seulement chaque fois.

A l'époque de la mort de son enfant, il y a seize mois, madame X... tomba malade; elle fut alitée plusieurs jours, elle eut le délire pendant six heures. Depuis cette époque, elle n'a jamais été bien portante. Après avoir fait usage de l'homœopathie pendant deux ans environ, elle consulta, en juin 1857, M. le docteur Dupuy, qui constata un gonflement des amygdales, arborisation de toute la muqueuse pharyngienne, sur les piliers du voile du palais surtout; quelques granulations, mais en petit nombre.

Un gonflement du col de l'utérus, qui était mou à la surface et dur vers l'insertion vaginale, dou-

loureux à la pression ; une antéversion très-pro-
noncée. Le col était placé dans l'excavation sacrée
et remontait très-haut ; le doigt pouvait à peine
l'atteindre ; il présentait une ulcération de la largeur d'une pièce de deux francs, se prolongeant
dans l'ouverture du museau de tanche.

L'orifice, largement entr'ouvert, laissait écouler
des mucosités épaisses et filantes.

Le traitement prescrit par M. Dupuy fut suivi
d'amélioration ; mais madame X... fut envoyée à
Saint-Sauveur ; elle y arriva le 15 juillet 1857.

Elle dit avoir beaucoup maigri ; elle se plaint
d'une faiblesse extrême, de lassitude continuelle,
de douleurs dans les reins ; elle se lève le matin
plus fatiguée qu'elle ne s'est couchée la veille. Son
sommeil est agité, elle fait des rêves pénibles, elle
croit voir des enterrements, des cierges allumés
autour d'un cercueil ; elle ne dort que quelques
heures, le matin seulement, et d'un sommeil
lourd.

Madame X... est très-nerveuse ; la moindre émo-
tion, le moindre souvenir triste, lui font venir les
larmes aux yeux ; elle éprouve souvent une sensation de chaleur au visage et une sensation de froid
dans les membres inférieurs. Elle ressent un peu de
douleur dans le côté gauche (névralgie intercos-

tale); elle a quelquefois des palpitations, quelquefois aussi elle est prise de tremblement dans les membres inférieurs.

Elle n'a pas le moindre appétit; après avoir mangé, elle éprouve souvent des sensations de gonflement, de tension au creux de l'estomac. Les règles, qui viennent régulièrement, sont très-abondantes; elles durent cinq ou six jours, elles ont toujours été douloureuses, et pendant toute leur durée, depuis l'époque de la fausse couche jusqu'à l'amélioration obtenue par le traitement de M. Dupuy. Avant son mariage, madame X... souffrait peu à l'époque de ses règles, et pendant un jour seulement.

Depuis le mois de janvier dernier, elle tousse; mais la toux est sèche, pas d'expectoration.

Rien du côté de la poitrine ni du côté de la gorge.

Du 14 au 16 juillet, madame X... a pris trois bains à l'établissement; elle ne s'en est pas bien trouvée : elle se plaint d'être encore plus faible, d'avoir la tête lourde et la bouche pâteuse et amère.

Analgésie : le pouls est sans résistance, souffle dans les carotides.

Traitement. — 17 *juillet.* — Potion ipéca stibiée.

18 *juillet.* — Huile de ricin, 30 grammes; évacuations bilieuses considérables par haut et par bas.

20 *juillet*. — Madame X... prendra tous les jours un bain à Hontalade et un verre d'eau en boisson le matin et dans l'après-midi.

Elle s'abstiendra de café, de chocolat, de thé, de fruits et de tout aliment sucré.

23 *juillet*. — Dès le second bain, à Hontalade, madame X... s'est sentie un peu plus forte, elle a pu aller dîner à Luz (distance, 1 kilomètre et demi); elle s'y est rendue à pied, elle a mangé avec appétit, la toux a diminué.

27 *juillet*. — L'amélioration continue, madame X... fait deux promenades par jour et ne s'en trouve pas fatiguée; l'appétit a augmenté, le sommeil est meilleur, la toux est presque nulle. Toujours de la constipation qui est combattue par des lavements laxatifs.

29 *juillet*. — Les règles ont paru hier, elles ne sont pas douloureuses.

Interruption des bains et de l'eau de Hontalade. Madame X... part pour aller passer quelques jours à Cauterets.

3 *août*. — Retour de Cauterets. Madame X... a un appétit qu'elle qualifie de dévorant; elle se sent beaucoup plus forte; elle a un peu toussé pendant les deux premiers jours qu'elle a eu ses règles.

5 *août*. — Madame X... a repris hier, avec joie,

ses bains à Hontalade; elle mange de tout avec avidité; il lui paraît très-dur d'être privée de fruits et d'aliments sucrés.

12 *août.* — Madame X... trouve que ses forces augmentent tous les jours; elle fait de très-longues promenades sans être fatiguée.

Toujours un peu de constipation.

13 *août.* — Madame X... est un peu nerveuse aujourd'hui (le temps est orageux).

Pas de bain, lavement purgatif.

16 *août.* — L'amélioration continue; de plus, le sommeil est bon, et, si madame X... fait des rêves, ceux-ci ne sont pas pénibles. Elle n'éprouve plus les chaleurs qui lui montaient au visage, ni la sensation de froid qu'elle ressentait dans les membres inférieurs.

24 *août.* — Nouvelle interruption des bains, à cause de l'apparition des règles.

A partir du 31 août, madame X... a pris deux bains par jour à Hontalade, et elle a quitté Saint-Sauveur le 10 septembre.

Réflexions. — La malade qui fait le sujet de cette observation est peut-être celle dont l'état a été le plus promptement amélioré par l'usage des bains et de l'eau de Hontalade. Arrivée à Saint-Sauveur dans un état de faiblesse extrême, elle a vu, après peu de jours, son appétit se relever, ses forces augmenter, et l'amélioration, qui a été des plus remarquables, s'est maintenue depuis.

SEPTIÈME OBSERVATION.

Dyspepsie, prédominance anorexie, attaques d'asthme.

M. L... est âgé de 25 ans. Sa santé a été très-bonne jusqu'au mois de février 1856; d'une bonne constitution, il avait un bon appétit.

Ordinairement d'un caractère doux, facile, depuis deux ans il est devenu irritable par suite de contrariétés qui l'ont fortement impressionné.

Au mois de février 1856, à la sortie d'un bal où il avait eu très-chaud, M. L... fut saisi par le froid, et fut bientôt pris d'une difficulté extrême de respirer, en même temps d'une toux sèche, peu fréquente, avec crachats blancs un peu visqueux.

Le pouls était à 100; mais il n'y avait pas de chaleur à la peau. On a constaté l'existence de râles sibilants très-abondants dans toute la poitrine; le malade avait des douleurs au-dessus des épaules, de la gêne à la gorge, et il éprouvait une sensation de froid sur la poitrine.

Cette attaque d'asthme n'était pas la première; car madame L..., mère du malade, assure qu'il en avait eu une antérieurement, vers l'âge de quatorze ans.

Deux autres attaques d'asthme ont eu lieu : l'une en août 1856, l'autre en juin 1857. A l'occasion de cette dernière, M. L... a éprouvé des douleurs au creux de l'estomac ; les parois de la poitrine étaient douloureuses quand il remuait les bras, la toux n'était pas fréquente.

Quinze jours auparavant, M. L... avait perdu l'appétit, ses forces avaient diminué. Il ajoute que depuis un an il a passé seulement quatre mois pendant lesquels il a été réellement bien portant; il éprouvait, de temps en temps, de la gêne dans la gorge, de la difficulté à respirer, souvent accompagnée de sifflements, ce qui lui donnait des inquiétudes, diminuait son appétit et ses forces.

M. L... nous est adressé par M. le docteur Hirigoyen, qui a pensé que la maladie était essentiellement nerveuse, et c'est dans le but d'arrêter son développement qu'il a conseillé les eaux de Saint-Sauveur.

M. L... n'a pas d'appétit; il se plaint de ne pas avoir de forces; son sommeil est agité et souvent interrompu. A Bordeaux, pendant ses attaques, il était obligé de se mettre à tout moment sur son séant et de s'entourer d'oreillers; car il faut qu'il soit tout à fait droit pour respirer un peu moins difficilement.

Il a de la constipation depuis quelque temps; son faciès est pâle et annonce une faiblesse extrême; il est analgésique. Rien du côté du cœur.

Il a un peu d'oppression qui augmente quand il monte un escalier. L'auscultation fait constater quelques râles sibilants.

M. L... prend tous les matins, à huit heures, une tasse de chocolat; mais, à cette heure, il n'a jamais d'appétit; à déjeuner et à dîner, il mange de la viande et des légumes.

Tous les soirs il prend au café une demi-tasse avec un peu de crème. M. L... a fumé; mais il ne fume plus.

23 *juillet*. — Prescription. — Prendre tous les jours un bain à l'établissement.

S'abstenir de chocolat le matin et de café le soir. Faire par jour deux repas, qui seront composés principalement de viande. Exercice modéré, promenades.

28 *juillet*. — L'appétit a reparu depuis trois jours; les forces ont augmenté. M. L... a un peu moins d'oppression et moins de constipation.

Continuation des bains, et, dès aujourd'hui, un demi-verre d'eau de Hontalade le matin et dans l'après-midi.

1er *août*. — L'appétit est très-bon, les forces ont beaucoup augmenté, les promenades peuvent être faites plus longues et sans fatigue.

M. L... n'a plus d'oppression ; sa constipation a cédé presque complétement à l'usage de l'eau de Hontalade.

8 *août*.—M. L... se trouve très-bien, son appétit est toujours très-bon, et ses forces ont tellement augmenté, qu'il a pu faire hier à pied quatre kilomètres dans les montagnes sans être fatigué. Aujourd'hui il n'éprouve pas la moindre oppression ; il peut monter une côte assez rapide sans être essoufflé. Le sommeil est bon.

22 *août*.— M. L... quitte Saint-Sauveur, après avoir pris trente bains à l'établissement, et avoir bu deux fois par jour de l'eau de Hontalade.

Il se porte parfaitement bien et n'éprouve pas la moindre gêne dans la respiration. Il a pris de l'embonpoint pendant son séjour à Saint-Sauveur.

Réflexions : — Nous avons présenté cette observation d'asthme guéri par les eaux de Saint-Sauveur pour montrer que cette maladie, si différente de celles qui font le sujet des autres observations, a été comme elles précédée d'un trouble dans les fonctions digestives, suite de causes morales.

HUITIÈME OBSERVATION.

Dyspepsie, prédominance chlorose, cystalgie par influence utérine.

Mademoiselle B... est âgée de 25 ans; née à la Martinique, elle est en France depuis 16 ans. Elle a été réglée à 13 ans; les règles, d'abord très-abondantes, le sont peu depuis 2 ans; elles viennent régulièrement chaque mois, elles n'ont manqué qu'une fois, dernièrement. Depuis deux ans, la malade est sujette, à chaque époque menstruelle, à des douleurs dans la région hypogastrique, avec ténesme vésical atroce. Ces douleurs, depuis quelques mois, se manifestent à peu près tous les huit jours, surtout quand la malade s'est fatiguée. Pendant leur durée, les urines, qui conservent leur transparence normale, augmentent de densité et rappellent la consistance et la manière d'être de l'humeur vitrée.

Le cathétérisme a été pratiqué, et rien n'a fait constater une lésion organique de la vessie. M. Ca-

zenave, de Bordeaux, qui a été appelé en consulta-
tion, s'est prononcé à cet égard, en affirmant à la
malade que c'était nerveux.

Mademoiselle B... a fait usage de l'huile de foie
de morue et des ferrugineux, et quelques applications de sangsues ont été conseillées dans le but
de faire disparaître une toux qui se manifeste le
matin et le soir seulement.

Cette toux ne se rattache à aucune lésion pulmonaire : la malade a été auscultée, à Bordeaux, avant
son départ, on n'a rien trouvé ; un examen, re-
nouvelé aujourd'hui (4 août), ne fait constater rien
d'anomal ; la respiration est pure des deux côtés
de la poitrine.

Mademoiselle B..., à son arrivée à Saint-Sauveur,
est très-pâle, très-amaigrie et dans un état de faiblesse extrême ; elle n'a pas d'appétit, elle mange
par habitude et nullement par besoin. Vers sept
heures du matin, peu de temps après qu'elle est réveillée, elle prend une tasse de café au lait ; elle
déjeune vers midi et dîne à six heures ; ces deux
repas sont composés principalement de légumes et
de fruits, et, quand elle trouve occasion de manger
des crudités, elle la saisit avec empressement. Elle
n'aime pas la viande, elle se nourrit le plus souvent
de pâtisseries sucrées.

Les symptômes éprouvés depuis deux ans par mademoiselle B..., du côté de la vessie, datent de la fin d'un séjour d'un mois qu'elle fit à Bagnères-de-Luchon, où elle fut envoyée pour une tumeur scrofuleuse du cou. La tumeur s'est terminée par un abcès ; mais l'état général est resté toujours aussi mauvais. Aujourd'hui la maigreur est extrême, bruit de souffle au premier temps du cœur, et dans les carotides, analgésie.

La fonction intestinale se fait à peu près tous les jours et d'une manière insignifiante.

TRAITEMENT. — *4 août.* — Mademoiselle B... prendra un bain d'une demi-heure à l'établissement ; elle boira un quart de verre d'eau, à Hontalade, le matin et dans l'après-midi.

Elle s'abstiendra de café au lait, de chocolat, de légumes, de fruits et de tout aliment sucré.

Elle prendra un potage gras le matin, et mangera de la viande au déjeuner et au dîner.

7 août. — Mademoiselle B... se dit mieux ; elle n'a pas éprouvé de douleur du côté de la vessie ; avant-hier, après avoir marché un peu plus que d'habitude, elle a éprouvé un peu de cuisson en urinant, mais celle-ci n'a duré que quelques instants.

La malade trouve qu'elle a un peu plus de force et qu'elle mange avec un peu plus de plaisir.

8 *août.* — Interruption des bains, car les règles ont paru, hier soir, à leur époque habituelle. Continuation de l'eau de Hontalade en boisson.

Après l'époque menstruelle, mademoiselle B... a continué ses bains à l'établissement, elle a quitté Saint-Sauveur dans un état peu amélioré, et qui n'a pas eu de durée, ainsi que nous avons eu l'occasion de l'apprendre depuis.

Réflexions. — Cette dyspepsie est du petit nombre de celles qui n'ont pas été améliorées par les eaux de Saint-Sauveur, probablement parce que la malade n'a pas voulu renoncer à ses mauvaises habitudes alimentaires.

NEUVIÈME OBSERVATION.

Dyspepsie, prédominance anorexie , vulvo-vaginite intercurrente.

Madame G... est âgée de 57 ans ; elle a été réglée à 18 ans, elle a eu deux enfants ; les deux accouchements ont été faciles. Veuve depuis huit ans ; auparavant elle était séparée de son mari. Cette séparation et la perte de son second enfant ont été pour elle des causes d'un chagrin profond.

Cette malade est envoyée à Saint-Sauveur pour des souffrances parfois très-aiguës qu'elle éprouve à la vulve, depuis six mois environ.

Madame G... n'est plus réglée depuis l'âge de 52 ans. La ménopause a été suivie de plusieurs hémorragies pour lesquelles la malade a pris longtemps des pilules dont elle ignore la composition. Depuis longtemps elle éprouve des douleurs dans les bras, dans les membres inférieurs, mais pas dans les reins; ces douleurs sont généralement calmées par des onctions faites avec un liniment contenant de la jusquiame; elles sont, d'ailleurs, d'une médiocre intensité, et ne semblent pas beaucoup préoccuper la malade, qui prétend qu'on a toujours eu des douleurs dans sa famille.

Interrogée au point de vue de son alimentation, madame G... n'a jamais d'appétit; elle mange toujours sans avoir faim, et parce que l'heure des repas est arrivée. Ses repas se composent, chaque jour:

D'une tasse de café au lait qu'elle prend à sept heures du matin, d'une tasse de chocolat à onze heures; et, à son dîner, elle mange un peu de potage et quelques bouchées de viande.

Cette malade est d'une constitution chétive; elle est très-maigre, elle est analgésique; la fonction intestinale ne se fait pas tous les jours.

Sur le conseil qui lui est donné de renoncer à l'usage du café au lait, elle dit qu'elle préférerait mourir que de se priver de cet aliment.

Il y a environ six mois, elle a ressenti dans le vagin et à la vulve des démangeaisons accompagnées de douleurs quelquefois très-vives. M. le docteur Sarraméa, qui a examiné madame G..., a constaté de la rougeur et du gonflement à la vulve avec érosions.

Le vagin était rouge et très-sensible à l'application du spéculum. Plusieurs cautérisations et applications de charpie imbibée d'eau blanche ont produit de l'amélioration ; mais, M. Sarraméa ayant constaté que la vulvo-vaginite et les douleurs qui l'accompagnaient avaient de la tendance à se reproduire, il a engagé madame G... à venir prendre les eaux de Saint-Sauveur.

Le 3 août. — La malade se plaint d'une fatigue excessive ; elle est d'une faiblesse extrême ; elle n'a pas le moindre appétit.

TRAITEMENT. — Bains à l'établissement, un demi-verre d'eau de Hontalade le matin et dans l'après-midi.

6 *août.* — Madame G... dit qu'elle se trouve bien de ses bains ; elle se sent un peu moins de faiblesse ; elle a dîné hier avec un peu plus de plaisir.

Continuation des bains et de l'eau de Hontalade.

7 *août*. — Hier, l'eau de Hontalade n'ayant pas été bien digérée, la malade n'en prendra qu'un quart de verre, le matin et l'après-midi.

9 *août*. — Madame G... ne peut supporter l'eau de Hontalade.

Cette malade se nourrit très-mal ; elle prend toujours son café au lait, et sans le moindre appétit ; elle dîne avec des légumes, principalement avec de la salade ; elle ne mange pour ainsi dire pas de viande.

Elle a quitté Saint-Sauveur vers la fin d'août, n'étant pas satisfaite d'y être venue ; elle est toujours faible, et ne mange pas plus qu'auparavant.

RÉFLEXIONS. — Nous avons placé cette observation à côté de la précédente, parce que la dyspepsie de madame G... a été, comme celle de mademoiselle B..., probablement causée par une insuffisance alimentaire.

Cependant nous devons ajouter qu'au moment du départ de madame G..., de Saint-Sauveur, nous avons eu quelque raison de soupçonner chez elle une affection organique de l'estomac.

DIXIÈME OBSERVATION.

Dyspepsie, prédominances névropathiques.

Madame X... est âgée de 27 ans; elle est née à la Martinique, qu'elle a quittée il y a quatorze ans. Réglée à 12 ans, la menstruation s'est faite sans difficulté; les règles ne sont jamais douloureuses; à chaque époque elles durent quatre ou cinq jours.

Mariée à 22 ans et demi, elle a eu trois enfants; deux sont vivants; elle n'a pu nourrir le dernier que jusqu'à six mois. Le premier et le dernier ac-couchements ont été laborieux; le second a été assez facile. Entre la seconde et la dernière gros-sesse, madame X... a fait une fausse couche.

Avant son mariage, elle était bien portante, très-vive et très-active, elle avait de l'embonpoint.

Peu de temps après son mariage, elle n'a pas tardé à voir son appétit diminuer, et après son premier accouchement elle a commencé à maigrir.

Depuis très-longtemps, elle mange sans avoir faim; son alimentation se compose :

D'une tasse de café noir très-fort qu'elle prend vers sept heures du matin, dès qu'elle est réveillée; d'un peu de viande qu'elle mange au déjeuner et au dîner; mais elle préfère le plus souvent des légumes et des fruits.

Presque constamment, madame X... éprouve du gonflement à l'estomac après avoir mangé; elle ne peut avoir sa robe serrée pendant les repas, car elle souffre.

Depuis très-longtemps, même avant son mariage, elle a des pertes blanches qui sont surtout très-abondantes au milieu de l'intervalle qui sépare chaque époque menstruelle, et qui cessent quelques jours avant.

Dans le but de guérir ces pertes blanches, elle était déjà venue à Saint-Sauveur il y a six ans, et s'en était bien trouvée.

Il y a deux ans, un examen au spéculum a été fait par M. Chomel, qui n'a constaté qu'un peu d'érythème aux lèvres du museau de tanche.

Des bains froids et des injections ont été conseillés; mais rien n'a été fait, madame X... étant devenue enceinte.

Arrivée à Saint-Sauveur dans les premiers jours d'août, elle présente une constitution grêle et nerveuse; elle se plaint d'éprouver de fréquentes douleurs dans la tête ; elle ne peut pas penser, elle ne peut pas entendre de bruit sans en être extrêmement fatiguée.

La vue est très-affaiblie ; elle a des bourdonnements dans la tête.

Il y a dix-huit mois, à l'époque de sa fausse couche, elle a commencé à entendre moins facilement ; depuis, la surdité a augmenté, et elle est encore plus prononcée quand le temps est humide ou que la malade est fatiguée.

M. le docteur Ménière, qui a été consulté, a attribué cette surdité à l'extrême faiblesse de la malade.

La mémoire est notablement diminuée.

Madame X... dit éprouver souvent des spasmes qui ne vont pas jusqu'à la syncope. Presque tout le côté droit de la poitrine est douloureux ; le creux de l'estomac est sensible à la pression. Elle ressent des douleurs dans la main droite, et surtout dans les doigts ; les mains sont quelquefois affectées de tremblement. Elle ajoute qu'elle a fréquemment une sensation de chaleur et de sécheresse dans la gorge ; elle s'en plaint actuellement en disant qu'elle est sujette aux maux de gorge. Cependant un examen ne fait constater aucune rougeur.

Madame X... est très-pâle ; ses yeux sont caves ;

elle est d'une maigreur considérable; son pouls est lent et d'une mollesse extrême; elle peut à peine marcher, elle est de suite essoufflée en montant quelques marches d'un escalier.

Depuis longtemps la malade éprouve une fatigue excessive; elle a constamment envie de dormir; elle convient que, si elle n'était pas obligée de se remuer pour s'occuper de ses enfants, elle ne se livrerait à aucun mouvement.

L'anorexie est complète.

La constipation est des plus opiniâtres, elle a toujours existé.

Madame X... éprouve une sensation de froid presque continuelle.

L'auscultation ne fait rien constater du côté de l'appareil pulmonaire. La respiration est pure. Il y a du souffle dans les carotides.

L'analgésie est profonde; le pouls est misérable.

Réflexions. — Nous avons présenté cette observation parce que la malade qui en fait le sujet nous offre une réunion peu fréquente de différents symptômes nerveux de la dyspepsie.

Nous n'avons vu madame X... que deux fois, au commencement de son séjour à Saint-Sauveur, qui a été de quelques semaines; nous avons appris que cette malade n'avait pas obtenu d'amélioration de l'emploi des bains de l'établissement; elle nous avait du reste paru peu disposée à renoncer à ses fâcheuses habitudes alimentaires. .

ONZIÈME OBSERVATION.

Dyspepsie par insuffisance alimentaire, affection vésicale intercurrente.

M. L... est âgé de 29 ans. Malade depuis le mois de mai 1856 ; à cette époque, il ressentit des picotements dans la verge avec douleur en urinant. Il s'aperçut en même temps d'un peu d'écoulement sans rougeur ni inflammation de l'urètre. Cet écoulement n'était pas continu; il paraissait et disparaissait à un jour d'intervalle. Il fut traité par de la tisane de chiendent et du sirop de térébenthine, et disparut complétement au bout de dix jours. Les picotements douloureux que M. L... ressentait dans la verge persistèrent; ils augmentaient lorsque le malade était dans l'obligation de se fatiguer un peu.

Avant le mois de mai 1856, M. L... avait beaucoup maigri; il n'avait pas d'appétit depuis longtemps et il ne mangeait presque pas : un très-petit poulet composait sa nourriture pendant quatre ou cinq jours.

Il avait une grande constipation.

Au mois de mars 1856, après avoir mangé beaucoup de raïsin, M. L... se trouva mieux, l'appétit était meilleur, les garde-robes plus faciles, les picotements moins douloureux.

Cette amélioration dura un mois environ, puis le malade redevint très-souffrant ; on lui prescrivit différents médicaments qui ne le soulagèrent pas. On rechercha la présence d'une pierre dans la vessie, on ne trouva rien.

Au mois de mars dernier, il fut pris de rétention d'urine avec fièvre ; le médecin qui fut appelé pratiqua le cathétérisme six jours de suite, et conseilla quatre applications de sangsues ; il constata, dit le malade, un engorgement de la prostate ; l'urine était glaireuse.

M. L... resta alité deux mois ; depuis il souffre quand il est levé, et, lorsqu'il s'est recouché, il ne souffre plus au bout de deux heures.

Arrivé à Saint-Sauveur le 5 août, M. L... éprouve toujours des douleurs dans la verge ; il les ressent tantôt au bout du gland, tantôt un peu au-dessus, sous forme d'un anneau douloureux ; quelquefois les douleurs se font sentir au périnée.

Le sommeil est généralement bon. Le malade n'éprouve pas de douleur la nuit; il présente un faciès d'un jaune terreux; il a le pouls plein, sans résistance. Il se plaint d'avoir la bouche amère, et il n'a pas le moindre appétit; il a toujours de la constipation.

Son urine est alternativement claire ou rougeâtre; il éprouve de la gêne pour marcher.

Il présente une analgésie·remarquable.

Le 8 août, M. L... vient nous consulter, ayant déjà pris deux bains à l'établissement.

TRAITEMENT. — Tartre stibié, 10 centigrammes.

9 août. — M. L... n'a pas vomi, mais il a eu neuf garde-robes dont les premières ont été excessivement abondantes.

Continuation des bains à l'établissement, de plus un verre d'eau à Hontalade le matin et dans l'après midi.

Le 13 août, M. L... se trouve un peu mieux; il a un peu plus d'appétit; mais ses moyens pécuniaires ne lui permettent pas de se bien nourrir. Je recommande cependant au malade de manger de la viande.

Continuation des bains et de l'eau en boisson.

18 août. — M. L... se dit encore mieux; son faciès est moins jaune depuis quelques jours. Le malade a mangé de la viande deux fois par jour ; il se sent plus fort ; il éprouve encore des douleurs, mais moins souvent et moins longtemps ; il peut actuellement rester debout, marcher, se promener ; auparavant il était forcé d'être presque constamment couché.

Même prescription, recommandation nouvelle de manger tous les jours de la viande.

21 *août*. — L'amélioration continue : M. L... peut faire des promenades plus longues sans éprouver de douleur ; il mange avec plus d'appétit, les garde-robes se font plus facilement. La miction, qui se faisait en trois ou quatre temps, s'accomplit actuellement sans interruption. L'urine file tout d'un coup, dit le malade.

31 *août*. — M. L... est obligé de quitter Saint-Sauveur ; il part, ayant obtenu une amélioration notable. Il peut actuellement se tenir debout toute la journée, ce qu'il ne pouvait faire auparavant que pendant quelques instants seulement.

Pour ce qui est des douleurs, M. L... avait ordinairement un jour bon sur huit ; il peut compter aujourd'hui six jours bons sur huit. Les urines sont naturelles ; elles étaient antérieurement claires comme de l'eau.

Quatre lettres reçues de M. L..., en cinq mois,

nous mandent que l'amélioration acquise s'est seulement maintenue.

RÉFLEXIONS. — Cette observation montre d'une manière bien évidente que M. L... a eu d'abord une dyspepsie causée par une insuffisance alimentaire, et qui, plus tard, a été suivie d'une affection qu'on avait considérée comme uniquement locale. Dans ce cas, les eaux de Saint-Sauveur ont produit une notable amélioration ; mais c'est à la condition que l'alimentation a été meilleure, et nous pensons que la guérison de ce malade ne sera complète qu'autant que sa nourriture pourra être suffisamment réparatrice.

DOUZIÈME OBSERVATION.

Dyspepsie, prédominance gastralgique, pertes séminales.

M. D... est âgé de 35 ans. Arrivé à Saint-Sauveur le 17 juin 1857, il nous consulte pour des pertes séminales qu'il a fréquemment depuis cinq ans.

D'un tempérament nerveux et d'une maigreur notable, le malade présente un faciès pâle et fatigué ; il a très-peu d'appétit, et se plaint d'éprouver pendant ses digestions des douleurs au creux de

7

l'estomac (ce qu'il appelle des crampes); il ne va à la garde-robe que tous les deux, trois ou quatre jours. A l'âge de 25 ans, il a fait de fréquents excès.

Depuis cinq ans environ, il a des pertes séminales nocturnes avec rêves, et qui se renouvellent tous les trois ou quatre jours ; pendant longtemps, elles ont eu lieu tous les huit jours seulement.

Il y a un an environ, M. D... a eu plusieurs symptômes de goutte ; il a éprouvé des douleurs dans les pieds dont il se plaint encore aujourd'hui : il aurait eu un gonflement du gros orteil gauche qui a disparu ; mais il lui reste une sensibilité extrême.

M. D... convient de nouveau que depuis bien des années il a peu d'appétit ; il a souvent fait usage de café; il fume presque tous les jours plusieurs cigares.

La langue est naturelle, la bouche n'est pas amère.

Il a de l'analgésie ; le pouls est plein, sans résistance.

Traitement. — Le malade prendra tous les jours un bain à l'établissement, et boira, le matin et après-midi, un demi-verre d'eau de Hontalade.

Il se livrera à un exercice fréquent ; il s'abstiendra de thé et de café et tâchera de ne pas fumer.

28 *juin*.— M. D... n'a pas eu une seule perte sé-

minale depuis son arrivée à Saint-Sauveur; depuis quelques jours, il a beaucoup d'appétit, il prend beaucoup d'exercice.

Continuation des bains et de l'eau de Hontalade.

25 *juillet.* — M. D... va très-bien, il n'a pas eu de perte séminale, son faciès annonce une santé parfaite; il a toujours beaucoup d'appétit.

Continuation des bains et de l'eau de Hontalade.

3 *août.* — M. D... n'a pas eu une seule perte séminale depuis son arrivée à Saint-Sauveur, qu'il quitte après-demain, ayant pris environ trente bains à l'établissement.

M. D... est beaucoup plus sensible à la piqûre d'épingle; ses digestions sont faciles et non douloureuses; il se sent beaucoup plus fort; la sensibilité du gros orteil a complétement disparu.

Réflexions. — Cette dernière observation prouve encore que les symptômes qui constituaient en apparence toute la maladie ont disparu, quand la dyspepsie a été modifiée par un traitement convenable.

FIN.

www.ingramcontent.com/pod-product-compliance
Ingram Content Group UK Ltd.
Pitfield, Milton Keynes, MK11 3LW, UK
UKHW022059070726
13613UKWH00002B/867